Ariane Willikonsky

ÜBUNGEN FÜR DEN LAUT »R«

Lautdifferenzierung
Lautanbahnung
Lautstabilisierung

FON FACHVERLAG

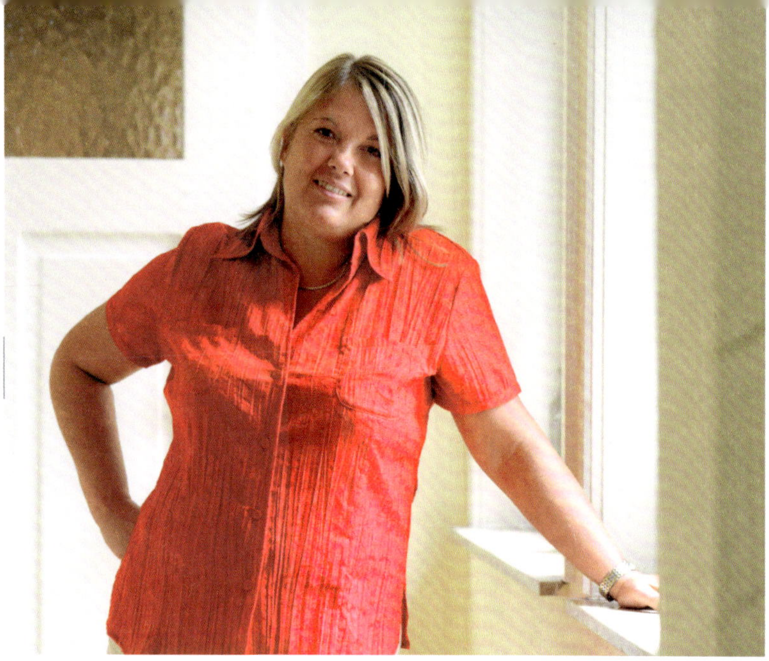

Liebe Eltern, liebe ErzieherInnen, liebe TherapeutInnen,

die Bildung des Lautes R bereitet vielen Kindern im Vorschulalter noch Probleme. Sie lassen ihn aus oder ersetzen ihn z.B. durch H oder L.

Die vorliegende Übungsmappe soll den Kindern den Erwerb des Lautes R spielerisch erleichtern. Die Übungen eignen sich zum Einsatz in der Sprachtherapie, im Kindergarten, z.B. im Vorschulunterricht oder zur Unterstützung des Lese- und Schreiberwerbs in der Grundschule. Sie sind aber leicht umsetzbar und können daher auch Zuhause den Lauterwerb unterstützen. Keinesfalls können sie jedoch bei einer Sprachentwicklungsverzögerung eine logopädische Behandlung ersetzen sondern diese allenfalls ergänzen.

Dies ist ein praktisches Übungsheft für Kinder, daher habe ich auf Fachtermini verzichtet. Die wichtigsten Hinweise für Eltern, Pädagogen und Therapeuten finden Sie aber in Kurzform jeweils unterhalb der Übung bei der Zielangabe.

Bei Fragen und Anliegen, können Sie sich jederzeit auch persönlich an mich wenden.

Ich wünsche allen Kindern viel Freude beim Spielen und allen Eltern, LehrerInnen, ErzieherInnen und TherapeutInnen einen großen Lehrerfolg. Das vorliegende Arbeitsmaterial möge Sie in Ihrer Arbeit unterstützen.

Herzliche Grüße
Ariane Willikonsky

Die Autorin ist wie folgt erreichbar:

FON Institut
Marktplatz 3
70372 Stuttgart
Telefon: 0711 8826888
www.foninstitut.de
info@foninstitut.de

Inhalt

Informationen zur R-Lautbildung

Das **R** ist in der Regel einer der letzten Laute, die ein Kind lernt. Dies liegt unter anderem daran, dass die Bildung eine Vibration und ein ganz bestimmtes Spannungsverhältnis erfordert. Die Artikulation des Konsonanten **R** bereitet Kindern im Vorschulalter häufig noch Probleme. In der Fachsprache wird die Schwierigkeit bei der Lautbildung des Lautes **R** Rhotazismus genannt. Die Sprachstörung kann in verschiedenen Formen auftreten:

Beispiele

1. Auslassung
Oller statt Roller
Tommel statt Trommel

2. Vertauschungen
Lose statt Rose
Hing statt Ring

Bis zum 4. Lebensjahr entsprechen Probleme bei der Lautbildung des Lautes **R** der ganz normalen Sprachentwicklung und sind kein Anlass zur Beunruhigung. Wichtig ist zu diesem Zeit nur, dass das Kind in der Lage ist, den Laut von anderen Lauten zu unterscheiden. Bis zum Eintritt in die Schule sollte das Kind dann in der Lage sein, alle Laute der Muttersprache fehlerfrei auszusprechen. Es sollte daher ein Logopäde hinzugezogen werden, wenn das Kind den Laut im 5. Lebensjahr noch fehlbildet oder Probleme bei der Lautdifferenzierung aufweist. Es gibt verschiedene Möglichkeiten ein /r/ auszusprechen. In einigen Regionen - z.B. in Franken und Bayern - wird ein Zungenspitzen-**R** gesprochen. Die Lautbildung erfolgt durch ein „rollendes" **R**, das mit der Zungenspitze gebildet wird. In anderen Gegenden ist wiederum das sogenannte Zäpfchen-**R** gebräuchlicher, das im hinteren Rachen am Zäpfchen (Uvula) gebildet wird. Hierbei wird das Zäpfchen in Schwingung gebracht. Je nach Position des Lautes im Wort gibt es Unterscheide in der Anzahl der Schläge beim Zäpfchen-**R**. Die meisten Schläge erfolgen beim **R** im Anlaut vor Vokal (Rose, Ring) oder beim **R** zwischen Vokalen (Karre, Schere). Häufig wird der Laut aber auch nur ganz kurz angeschlagen. Insbesondere wenn auf das **R** ein Konsonant folgt z.B. bei Torte oder Herz. Am Ende eines Wortes wird im Deutschen das **R** gar nicht als Konsonant sondern als Vokal gesprochen. Beispiel: Tor, Tür, Ohr usw. Das vokalisierte **R** finden wir in einigen Dialekten z.B. in Norddeutschland oder im Ruhrgebiet auch im Wort. So wird hier die Birne wie Biane oder der Werner wie Weaner gesprochen. Diese Materialsammlung bezieht sich ausschließlich auf die Bildung des konsonantischen **R**, da die Bildung des vokalisierten **R** den Kindern in der Regel keine Schwierigkeiten macht.

Aufbau der Übungsmappe

Die Spiele und Übungen sind chronologisch aufgebaut. Begonnen wird mit der Identifizierung des Lautes und der Erkennung des Lautes im Wort. Dann wird an der Differenzierung zu anderen Lauten gearbeitet. Im Anschluss daran kann der Laut auf verschiedene Weisen angebahnt und stabilisiert werden. Die Stabilisierung erfolgt von der Laut- über die Silben- zur Wortebene. Hier wird zunächst das **R** einzeln und in der Lautverbindung im Anlaut geübt, dann im Inlaut. Auf Übungen zum **R** im Auslaut wurde verzichtet, da dieses im Hochdeutschen nicht als **R** realisiert wird. Nun wird an der Übertragung der korrekten Lautbildung auf die Satzebene bis hin zur Textebene gearbeitet. Letztlich kann dann durch alltagsbezogenes Üben der Transfer der korrekten Lautbildung in die Spontansprache erfolgen.

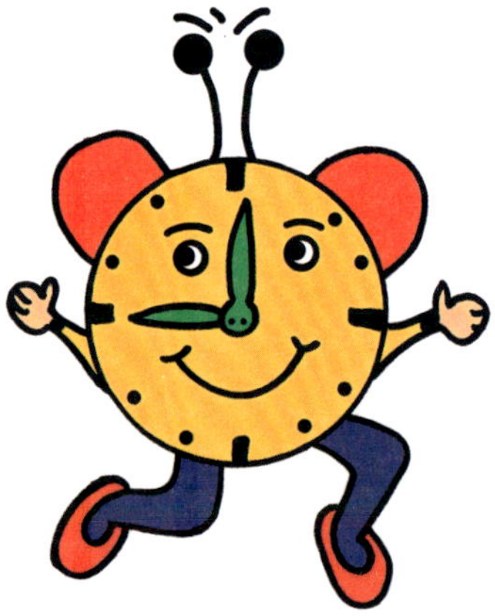

Kleiner R-Test

Übungsanleitung

Bitte sage mir, was du auf den Bildern siehst.

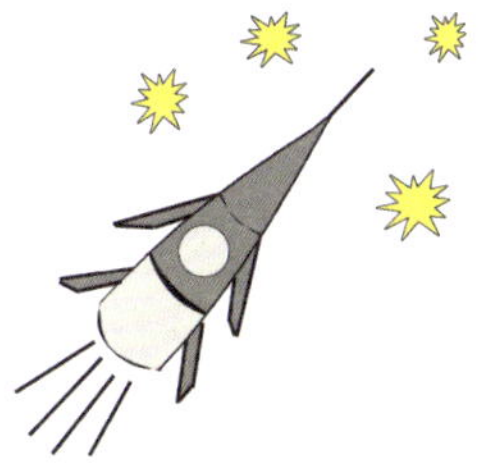
Rakete

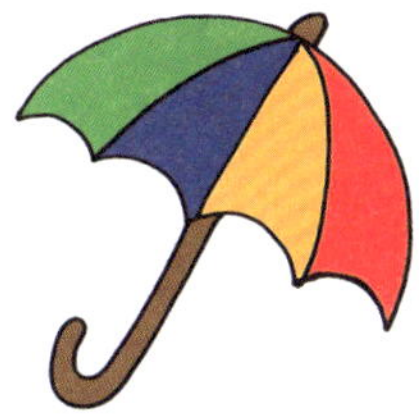
Regenschirm

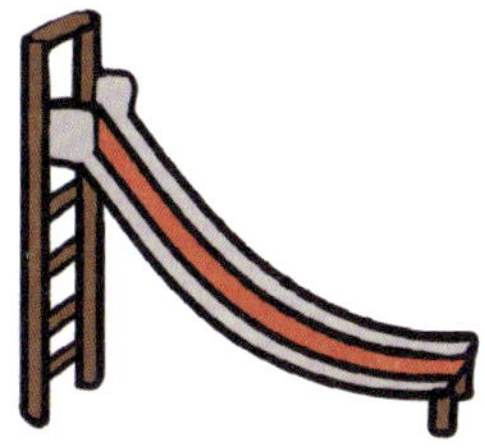
Rutsche

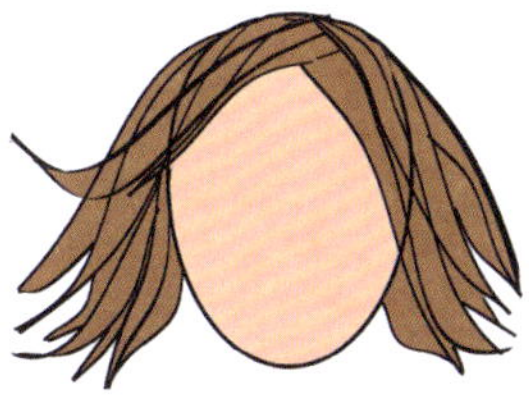
Haare

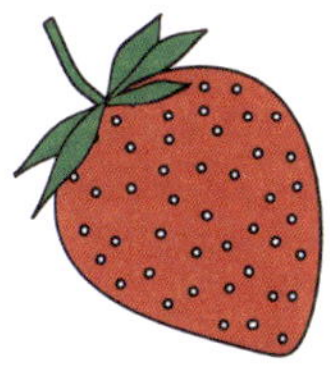
Beere

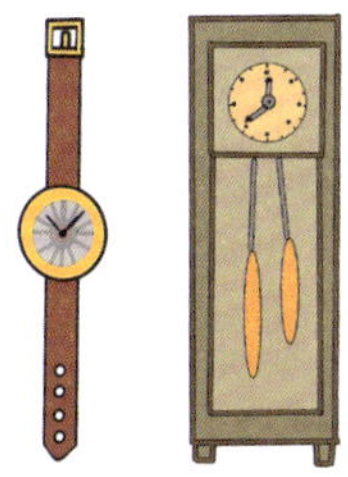
Uhren

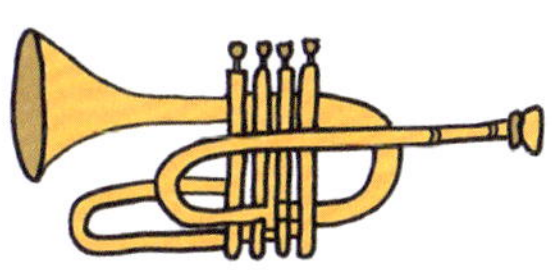
Trompete

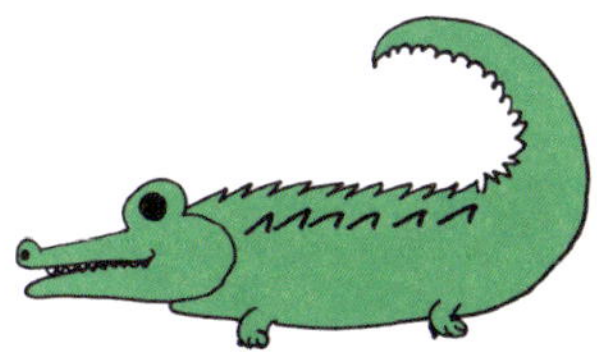
Krokodil

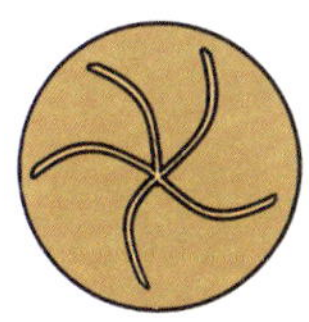
Brötchen

Übungsziel

Der kleine **R**-Test soll Ihnen zeigen ob und wann das Kind Schwierigkeiten mit der **R**-Bildung zeigt. In der ersten Reihe finden sie Gegenstände die mit einem **R** beginnen. In der zweiten Reihe steht das **R** im Inlaut und in der dritten Reihe finden sie den Laut **R** in Verbindung mit einem Konsonant.

R-Hörgeschichte

Übungsanleitung

Das ist der rasselnde Wecker Ringo. Er liebt das **R**.
Ich lese dir nun eine Geschichte vor.

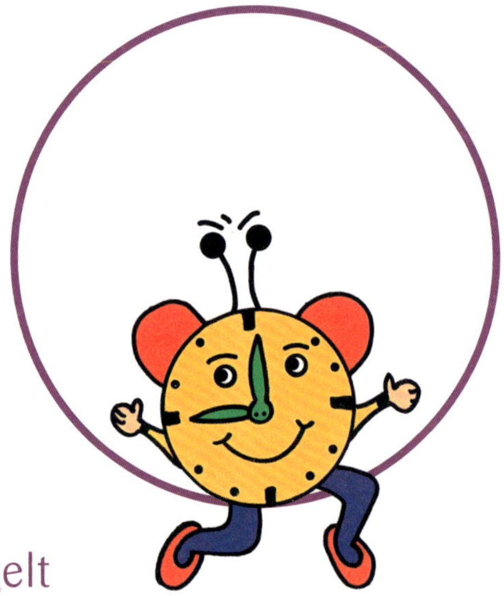

Ringo liebt das R

Hallo, ich bin Ringo, ein Wecker. Ich möchte dir meinen Lieblingslaut das R vorstellen. Du hörst ihn zum Beispiel gleich früh morgens, wenn ich klingle **rrrrrrr** oder wenn jemand an der Tür klingelt **rrrrrrr**. Auch wenn die Oma anruft und das Telefon klingelt **rrrrrrr**. Wenn du der Oma beim schlafen zu schaust, kannst du ihn vielleicht auch hören **rrrrr rrrrr rrrrr**. Ganz leise hörst du ihn auch wenn du ein Kätzchen streichelst und es leise anfängt zu schnurren **rrrrrrrr**. Mein R kann aber auch ganz laut sein. Zum Beispiel wenn ein großer Hund knurrt **rrrrrrrr rrrrrrr**, oder wenn der Papa mit der Bohrmaschine ein Loch in die Wand bohrt **rrrrrrrrrrr**. Fällt dir vielleicht auch eine Situation ein, in der Du ein R hören kannst?

Übungsziel

Ziel dieser Übung ist die Lautwahrnehmung. Das Kind lernt den Laut **R** als Phänomen kennen. **Hinweis:** Lesen Sie dem Kind die Geschichte vor und betonen Sie dabei ganz besonders das **R**. Wenn das Kind von selbst mit spricht, geht es hier aber noch nicht um eine korrekte Aussprache. Daher korrigieren Sie bei dieser Übung bitte nicht.

Reni und Leni

Übungsanleitung

Die grüne Raupe heißt Leni und die rote Reni. Nun erzähle ich dir eine Geschichte. Immer wenn der Name einer Raupe erklingt, zeigst du auf die entsprechende Raupe.

Endlosgeschichte

Es waren einmal zwei Raupen. Die eine hieß Reni und die andere hieß Leni. Reni und Leni wohnten im großen Regenwald. Eines Tages wachte Reni ganz früh auf. „Du Leni“ sagte Reni. „Leni, wach auf“. Leni machte die Augen auf und sah Reni müde an. „Was ist los, Reni“ sagte Leni. „Leni ich habe gerade etwas geträumt“. „Was hast du denn geträumt Reni?“ fragte Leni. Reni fing an: „Es waren einmal zwei Raupen. Die eine hieß Reni und die andere hieß Leni ...“

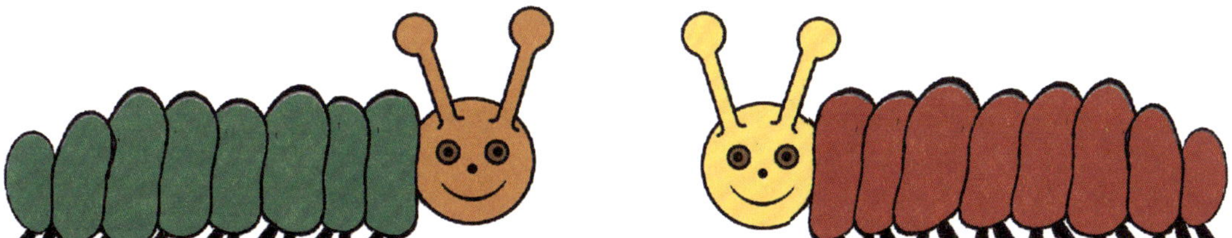

Reni Leni

Übungsziel

Ziel dieser Übung ist die Lautdifferenzierung von **R** und **L**. Das Kind lernt den Unterschied zwischen den Lauten **R** und **L** zu hören. Viele Kinder, die Schwierigkeiten mit der Bildung des Lautes **R** haben, ersetzen ihn durch den Laut **L**.

R-Minimalpaare

Übungsanleitung

Bei dieser Übung sollst du immer ganz laut klatschen, wenn du ein **R** hörst.
Du musst genau hinhören, denn es handelt sich um gleichklingende Reimwörter.

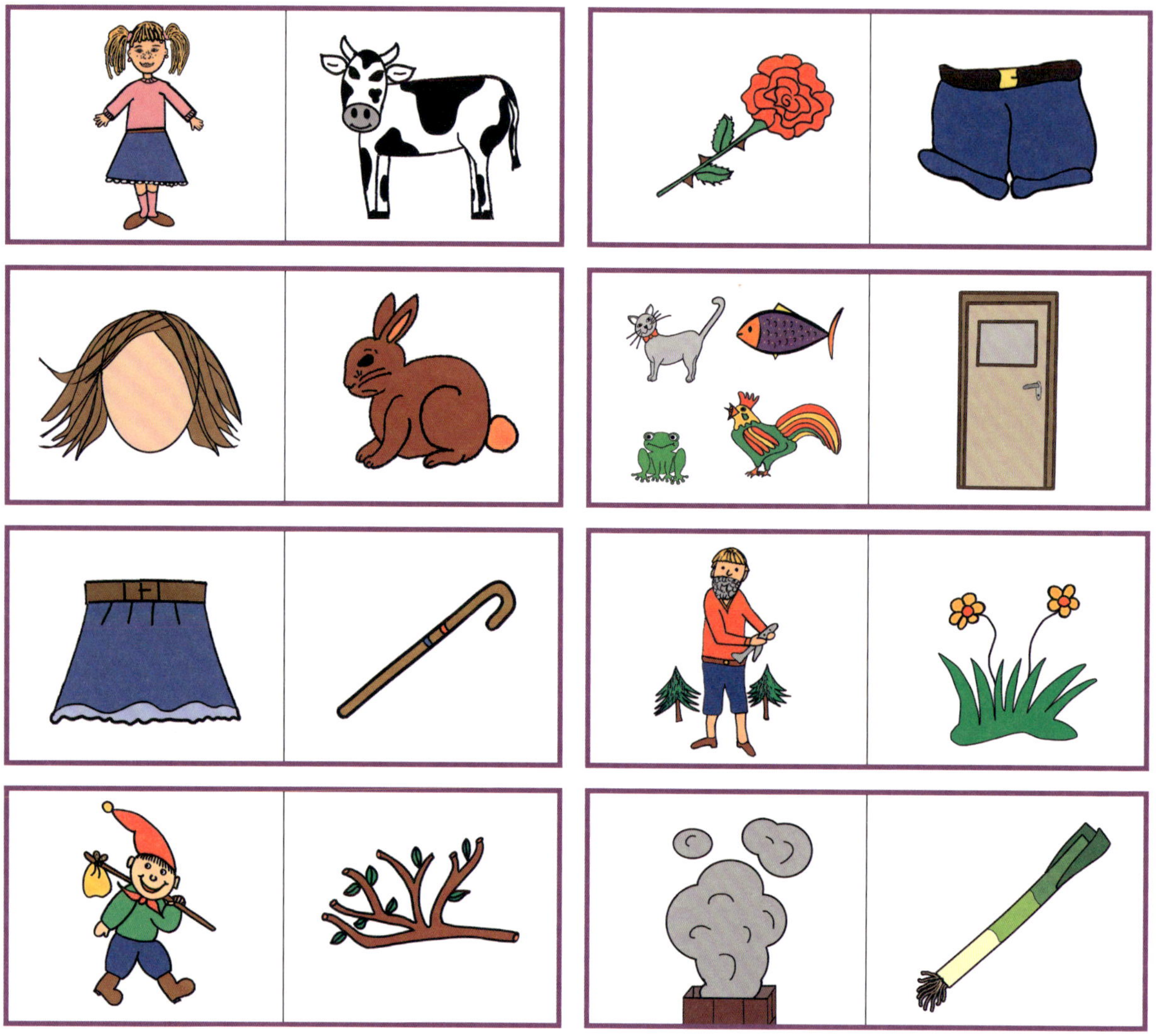

Übungsziel

Ziel dieser Übung ist die Lautdifferenzierung. Das Kind lernt den Laut **R** von anderen Lauten zu unterscheiden. Besonders großen Spaß macht die Übung, wenn sie statt des Klatschens dem Kind eine Klingel, Pfeife oder einen Knallfrosch in die Hand geben und es immer dann wenn der Laut ertönt richtig Krach machen darf.
Übungspaare: Kind – Rind, Rose – Hose, Haare – Hase, Tiere – Türe, Rock – Stock, Riese – Wiese, Zwerg – Zweig, Rauch – Lauch

Hörst du das R?

Übungsanleitung

Bitte benenne die Bilder und ziehe einen Kreis um alle Dinge, die ein **R** enthalten.

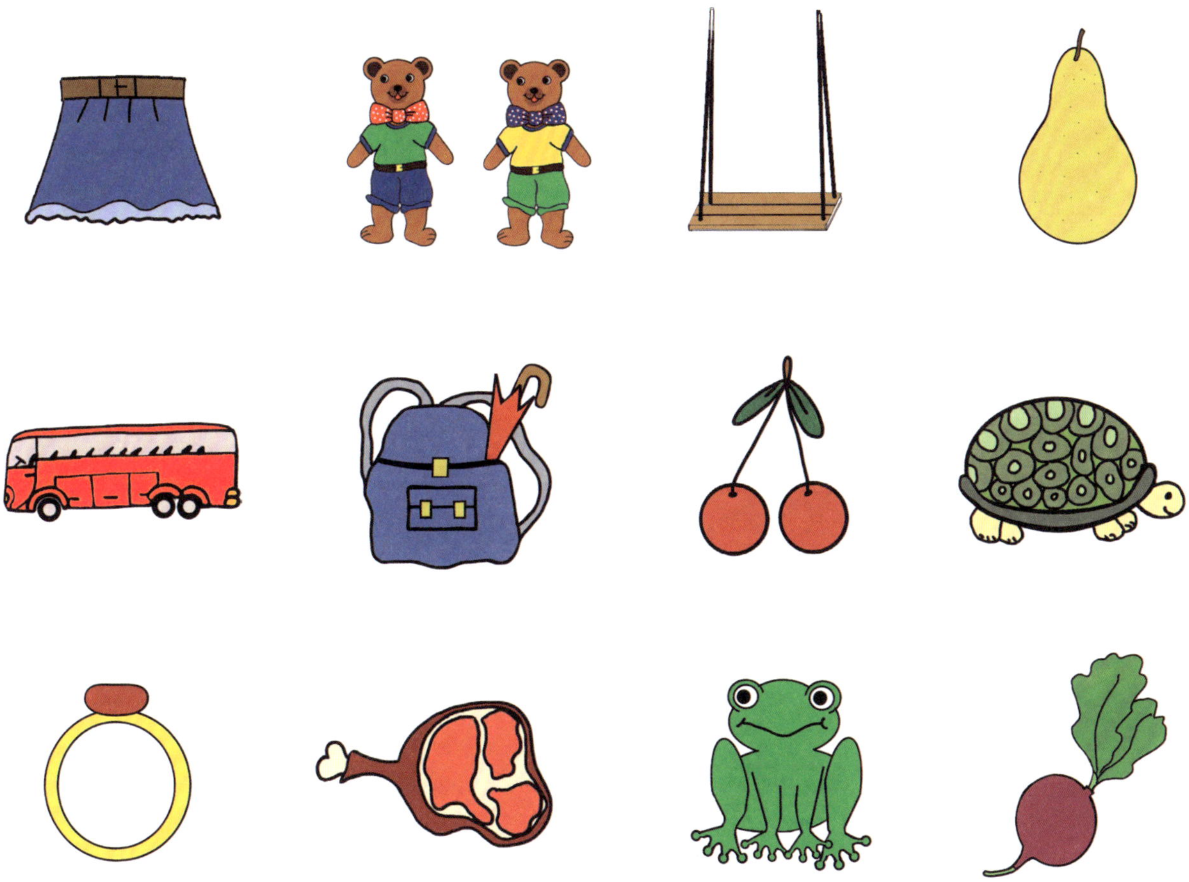

Übungsziel

Die Übung zeigt, ob es dem Kind gelingt das **R** heraus zu hören.
Übungsworte: Rock, Bären, Schaukel, Birne, Bus, Rucksack, Kirschen, Schildkröte, Ring, Schinken, Frosch, Radieschen

Rotkäppchen

Übungsanleitung

Ich lese dir nun eine Geschichte vor und du sollst immer ganz laut klatschen, wenn du ein **R** hörst.

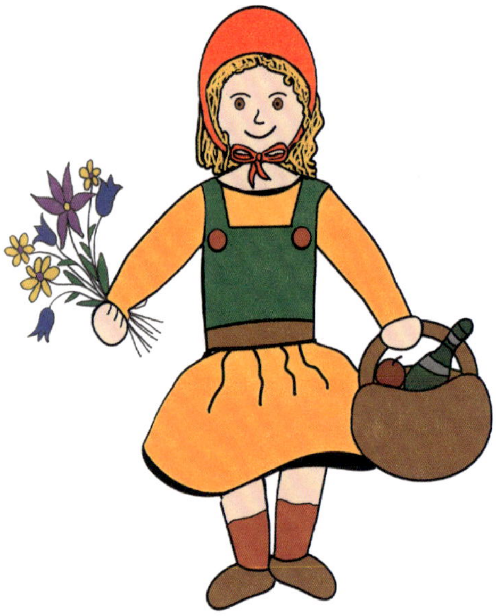

Es war einmal ein kleines Mädchen, dem seine G**r**oßmutter einst eine **r**ote Kappe geschenkt hatte, die es immer t**r**ug. Daher wu**r**de es **R**otkäppchen genannt. **R**otkäppchen wu**r**de von seiner Mutter losgeschickt um der k**r**anken G**r**oßmutter einen Kuchen zu b**r**ingen. Im Wald t**r**af das **R**otkäppchen den bösen Wolf. Der übe**rr**edete das **R**otkäppchen, Blumen für die G**r**oßmutter zu pflücken. Der Wolf lief wäh**r**enddessen ganz schnell zum Haus der G**r**oßmutter, fraß sie auf, legte sich in ihr Bett und wa**r**tete auf **R**otkäppchen. Bald da**r**auf kam **R**otkäppchen und wunde**r**te sich über die Gestalt ih**r**er G**r**oßmutter, e**r**kannte den Wolf aber nicht und wurde ebenfalls gef**r**essen. Zum Glück kam bald da**r**auf der Jäger. Er schnitt dem Wolf den Bauch auf, bef**r**eite die G**r**oßmutter und das **R**otkäppchen und füllte Steine in den Bauch. Als der Wolf etwas Wasser t**r**inken wollte, fiel er mit dem schwe**r**en Bauch in den B**r**unnen und e**r**t**r**ank. **R**otkäppchen, die G**r**oßmutter und der Jäger waren f**r**oh und tanzten um den B**r**unnen.

Übungsziel

Ziel dieser Übung ist die Lautidentifikation. Das Kind lernt den Laut aus der Sprache herauszuhören. Lesen Sie dem Kind hierfür die Geschichte vor und sprechen Sie dabei jedes **R** ganz laut und deutlich.
Hinweis: Das R wird im Auslaut vokalisiert (siehe Einleitung).

Wo hörst du das R?

Übungsanleitung

Ich spreche dir nun die folgenden Worte vor. Wo hörst du das **R**, am Anfang oder in der Mitte des Wortes? Du darfst das Kreuzchen an der entsprechenden Stelle unter das Bild setzen.

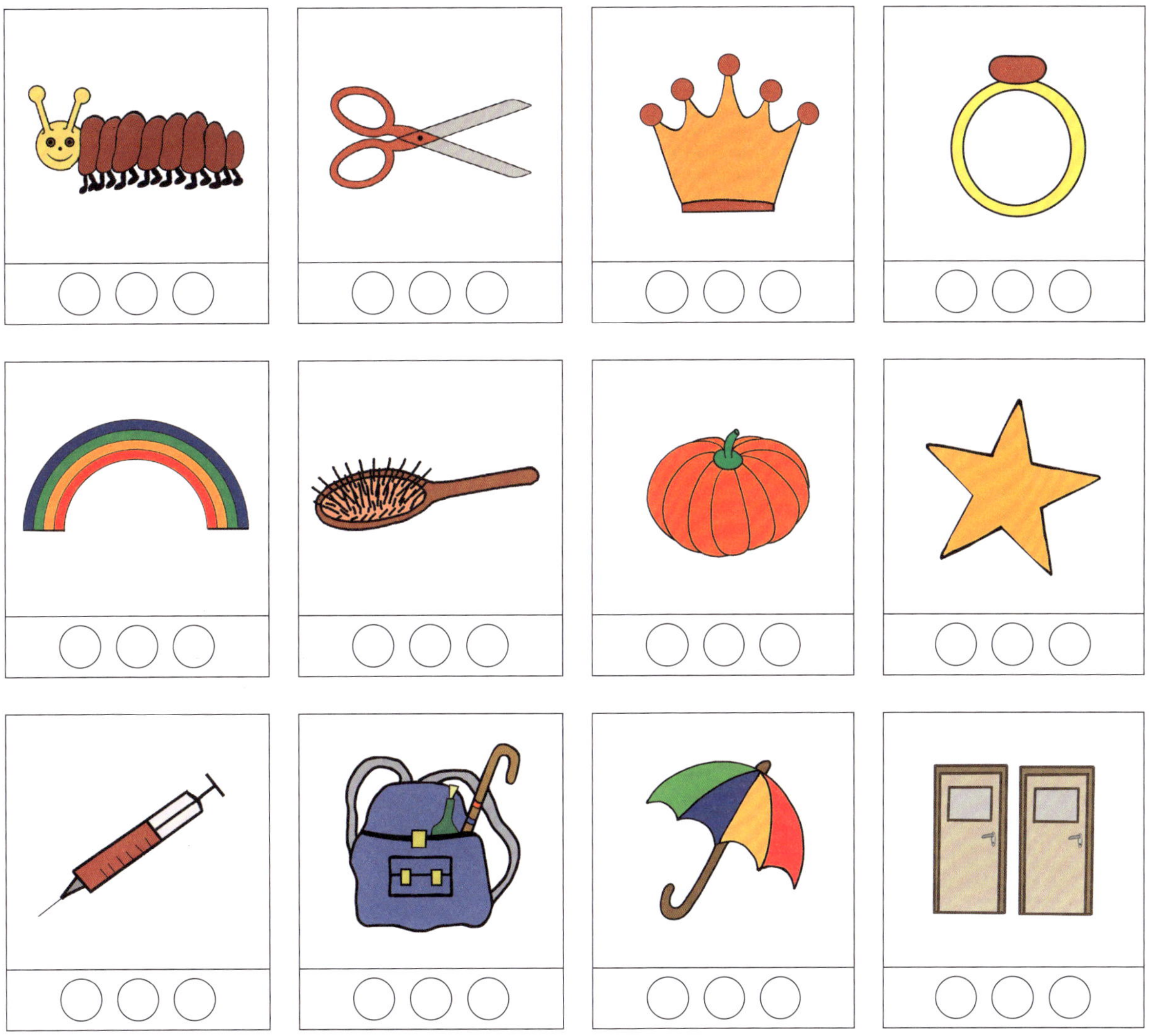

Übungsziel

Das Ziel dieser Übung ist die Lautanalyse. Die Übung zeigt, ob es dem Kind gelingt zu hören an welcher Stelle in einem Wort es den Laut **R** hört.

Übungsworte: Raupe, Schere, Krone, Ring, Regenbigen, Bürste, Kürbis, Stern, Spritze, Rucksack, Regenschirm, Türen

Geräusche nachmachen

Übungsanleitung

Kannst du schnarchen wie dieser Teddy oder laut fauchen wie ein Tiger?
Probiere es einmal.

Schnarchen

Machen Sie mit dem Kind im Wechsel Schnarchgeräusche.
Z.B. „Ich schnarche wie ein großer Riese chchchch“ und „ich schnarche wie ein dicker Bär chchchch“ usw.

Fauchen

Machen Sie mit dem Kind im Wechsel Fauchgeräusche.
Z.B. „Ich fauche wie ein Tiger chchchch“ und „ich fauche wie ein wilder Drache chchchch“ usw.

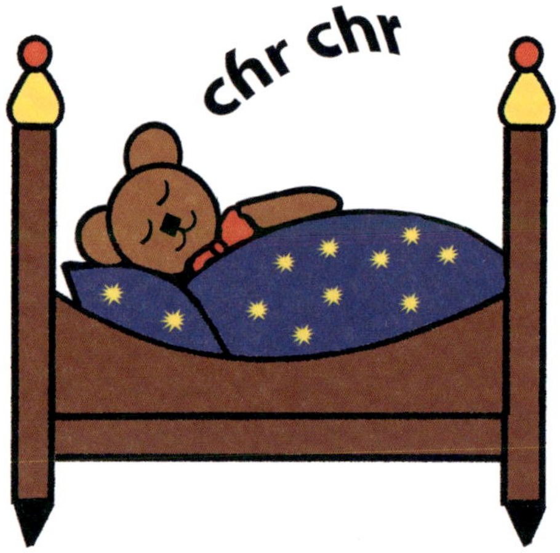

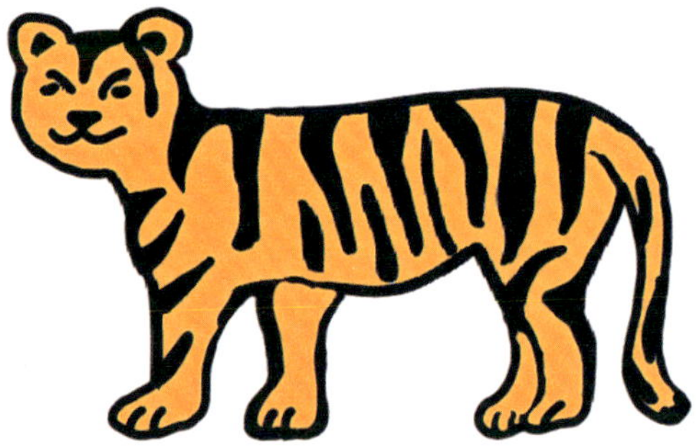

Übungsziel

Ziel dieser Übung ist die Anbahnung des Lautes **R**. Die Lautbildung des Zäpfchen **R** entspricht in der Bildung im Bezug auf die Mundmotorik der Lautbildung des hinteren **CH** **(CH_2)**, dem so genannten Ach Laut [x].

Übungsanleitung

Kannst du knurren wie ein wütender Hund? Probiere es einmal.

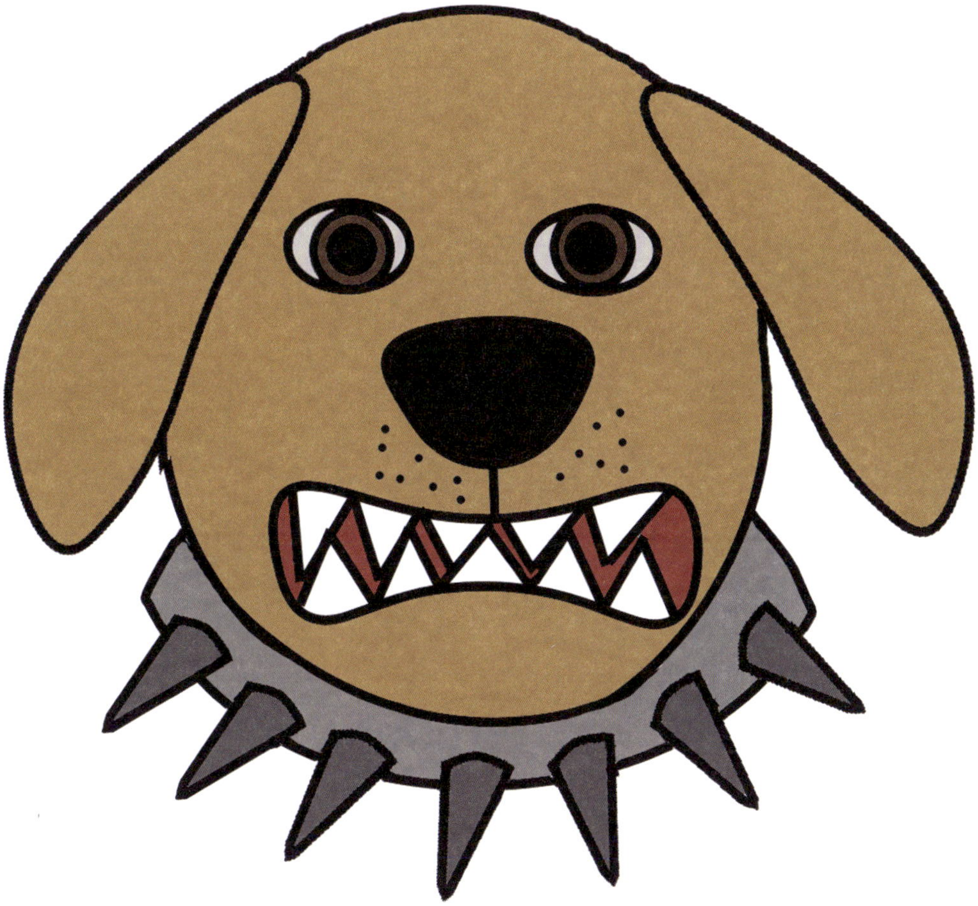

Übungsziel

Anbahnung des Lautes **R**. In der Regel fällt es den Kindern leichter ein Geräusch zu machen, als bewusst einen Laut zu bilden. Daher kommt es häufig vor, dass es den Kindern allein schon über eine Vorstellungshilfe gelingt ein korrektes **R** zu bilden.
Ergänzung: Führen Sie mit dem Kind einen Knurrdialog. Z.B. „Ich bin die griesgrämige Dogge gggrrrrrr“ und „Ich bin noch griesgrämiger gggrrrrrr, gleich schnapp ich dich gggrrrrrr“ usw. Dieses Spiel macht besonders Spaß, wenn auch aktiver Körpereinsatz (liebesvolles Raufen) dabei sein darf.

Gurgeln

Übungsanleitung

Nehme einen großen Schluck Wasser in den Mund und gurgele laut.

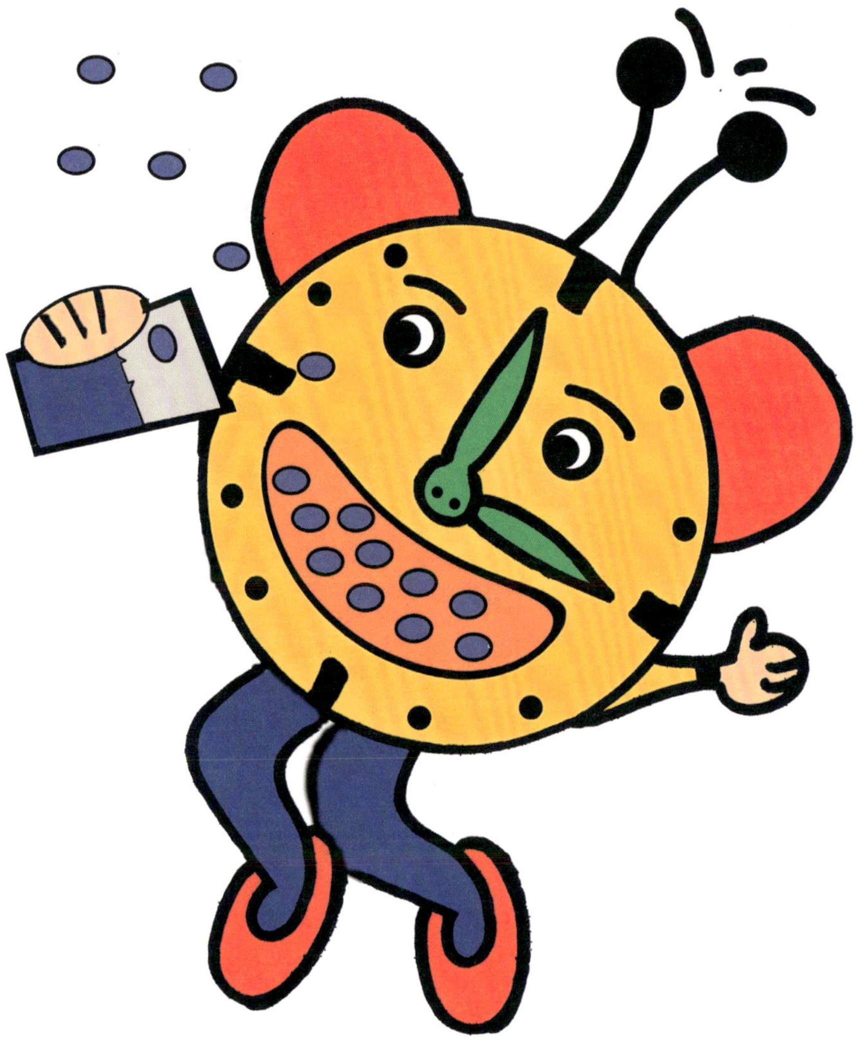

Übungsziel

Anbahnung des Lautes **R**. Das Rachen-**R** kann auch über das Gurgeln angebahnt werden, da hierbei das Zäpfchen, wie beim **R**, ins Schwingen gebracht wird. Variante für Könner: Lieder gurgeln. Dieses Spiel kann man mit dem Liederraten verbinden. Abwechselnd gurgelt man sich ein Liedchen vor und der andere muss raten um welches Lied es sich handelt.

Das Autorennen

Übungsanleitung

Es wird abwechselnd mit einem Farbwürfel gewürfelt. Mit einem Stift der gewürfelten Farbe fährt man zügig die Rennbahn/das Labyrinth ab, bis man wieder an seinem Auto angekommen ist. Dabei ahmt man laut das Motorengeräusch der Rennwagen nach **rrrrrr**.

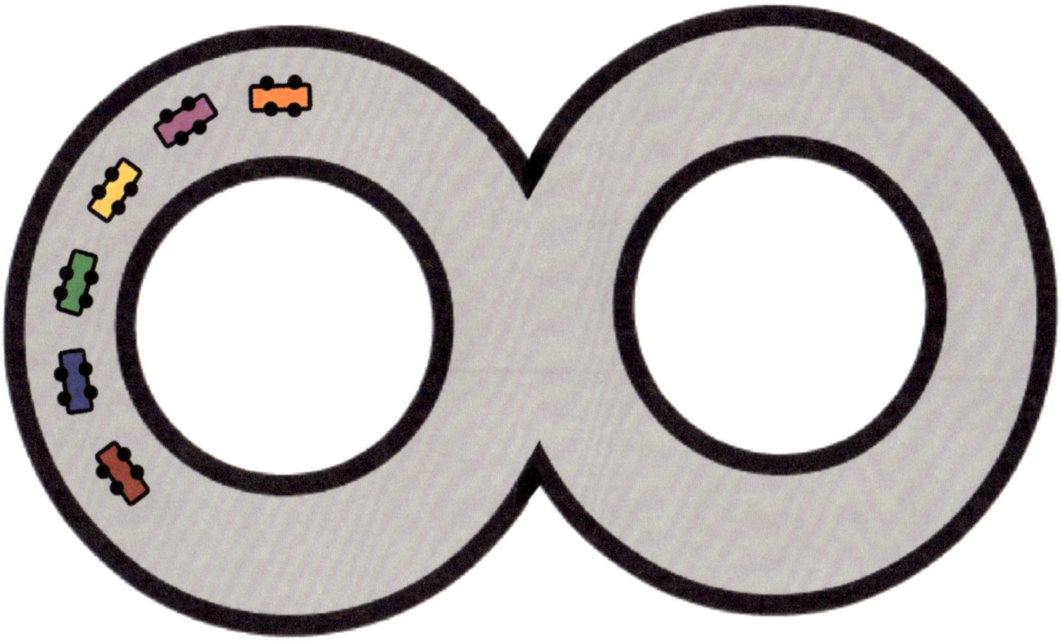

Übungsziel

Ziel dieser Übung ist die Lautstabilisierung auf Lautebene. Ist das **R** als Einzellaut erfolgreich angebahnt worden, kann man in dieser Übung mit der Stabilisierung beginnen. Hierbei darf man nicht erwarten, dass das Kind den neu erlernten Laut sofort auch im Wort oder gar beim spontanen Sprechen korrekt bildet. Zunächst sollte der neu erlernte Laut auf Lautebende stabilisiert werden.

Das Ringospiel

Übungsanleitung

Gespielt wird mit einem Zahlenwürfel. Es wird reihum gewürfelt und über das Spielfeld gezogen. Immer wenn man auf Ringo kommt, muss der Spieler klingeln wie ein Wecker **„rrrr“**. Wurde richtig artikuliert, darf man ein Feld vor, wurde falsch artikuliert muss man ein Feld zurück. Sieger ist, wer als Erster im Ziel ist.

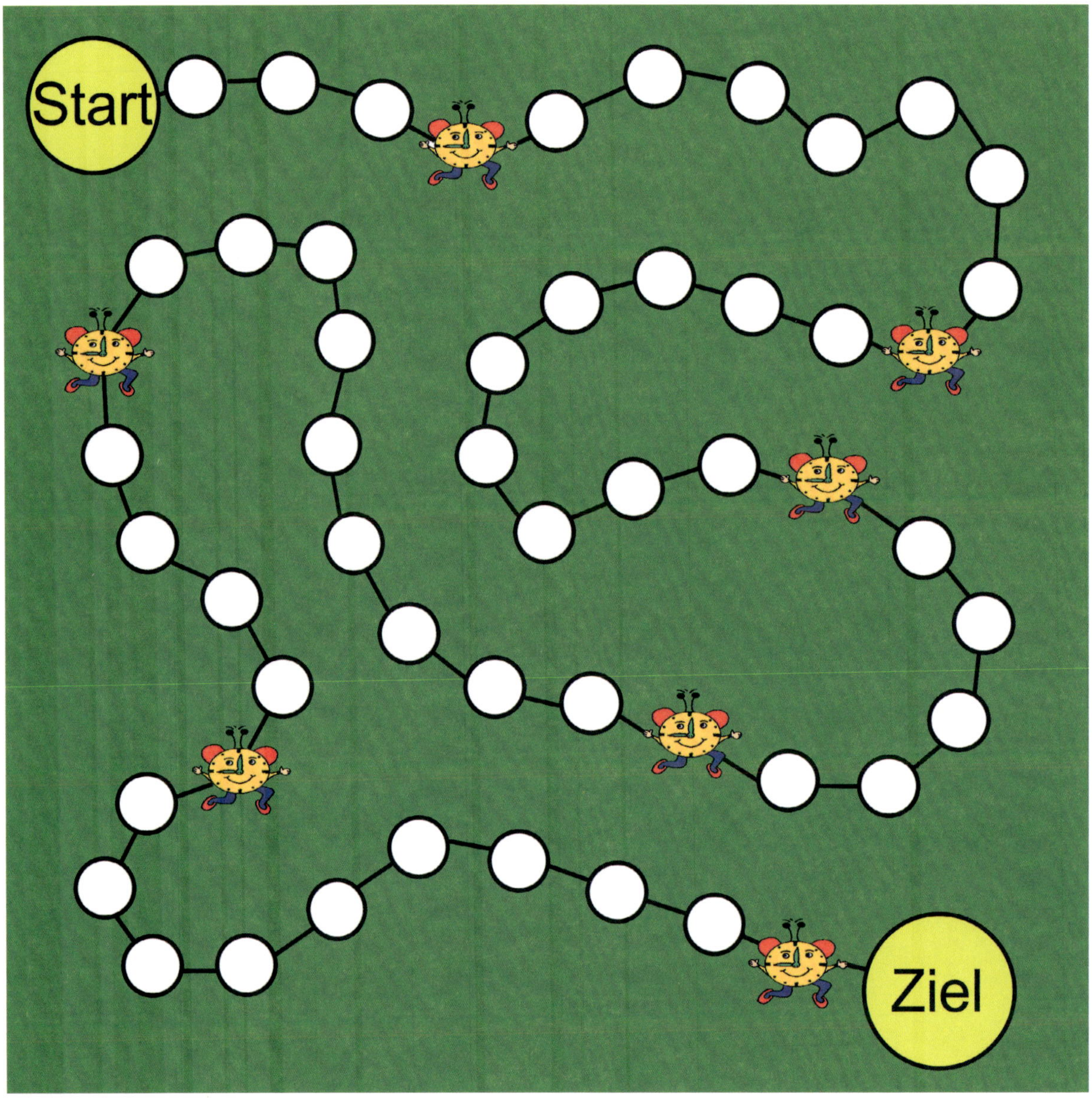

Übungsziel

Ziel dieser Übung ist die Lautstabilisierung auf Lautebene. Auf die korrekte Lautbildung wird in diesem Spiel nur beim Nachahmen des Klingelns des Weckers geachtet.

Regentropfen

Übungsanleitung

Für jedes richtige **„R“**, das du sagst, darfst du einen Regentropfen über den Schirm malen.

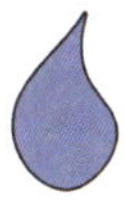

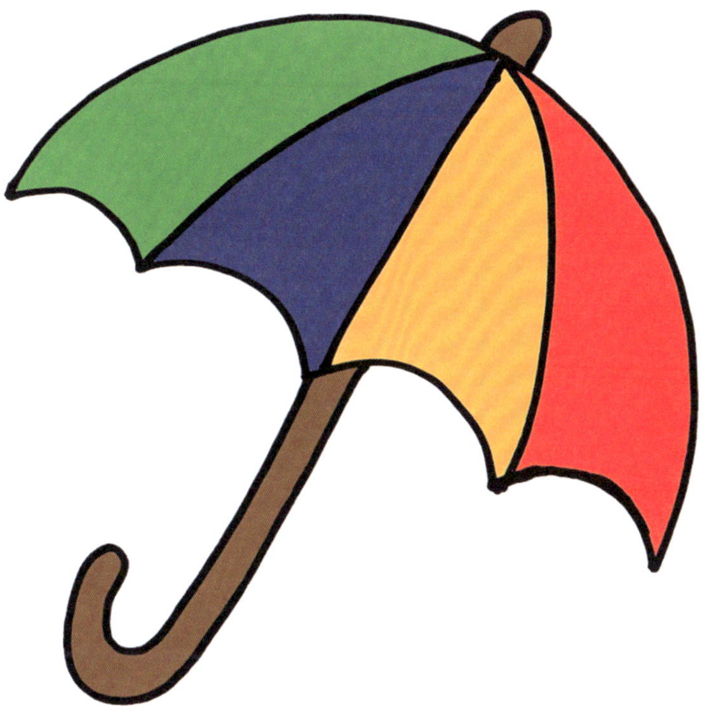

Übungsziel

Lautstabilisierung auf Lautebene.

Das Rabennest

Übungsanleitung

Für dieses Spiel brauchst du einen Farbwürfel. Die Rabenmutter möchte zu ihren Eiern fliegen. Doch die Eier sind bunt bemalt und haben Laute aufgemalt, ein A, E, I, O, U und Ei. Du fährst mit einem Stift den Flug zu den Eiern nach und rufst dabei laut die jeweilige Silbe, also Ra, Re ,Ri, Ro, Ru oder Rei.

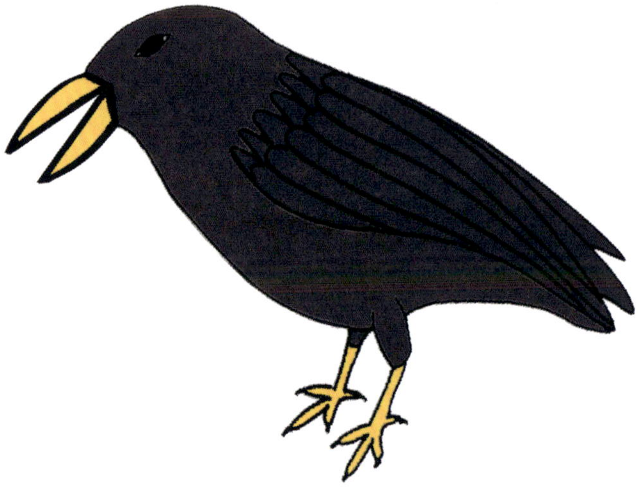

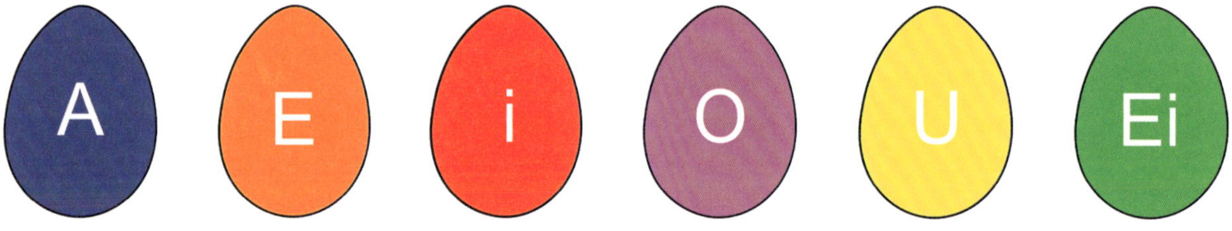

Übungsziel

Lautstabilisierung des Lautes **R** auf Silbenebene.

R-Anlautbilder

Übungsanleitung

Schneide die Kärtchen der Vorlage A aus und anschließend die beiden Bildtafeln B und C. Jeder Spieler bekommt eine Bildtafel. Die Kärtchen werden nun gemischt und in einem Stapel verdeckt auf den Tisch gelegt. Reihum darf nun ein Kärtchen vom Stapel umgedreht werden. Der Spieler, der ein Bild von seiner Tafel entdeckt, ruft schnell, was auf dem Bildchen zu sehen ist. Sieger ist der Mitspieler, der als erster seine Bildtafel füllen kann.

A

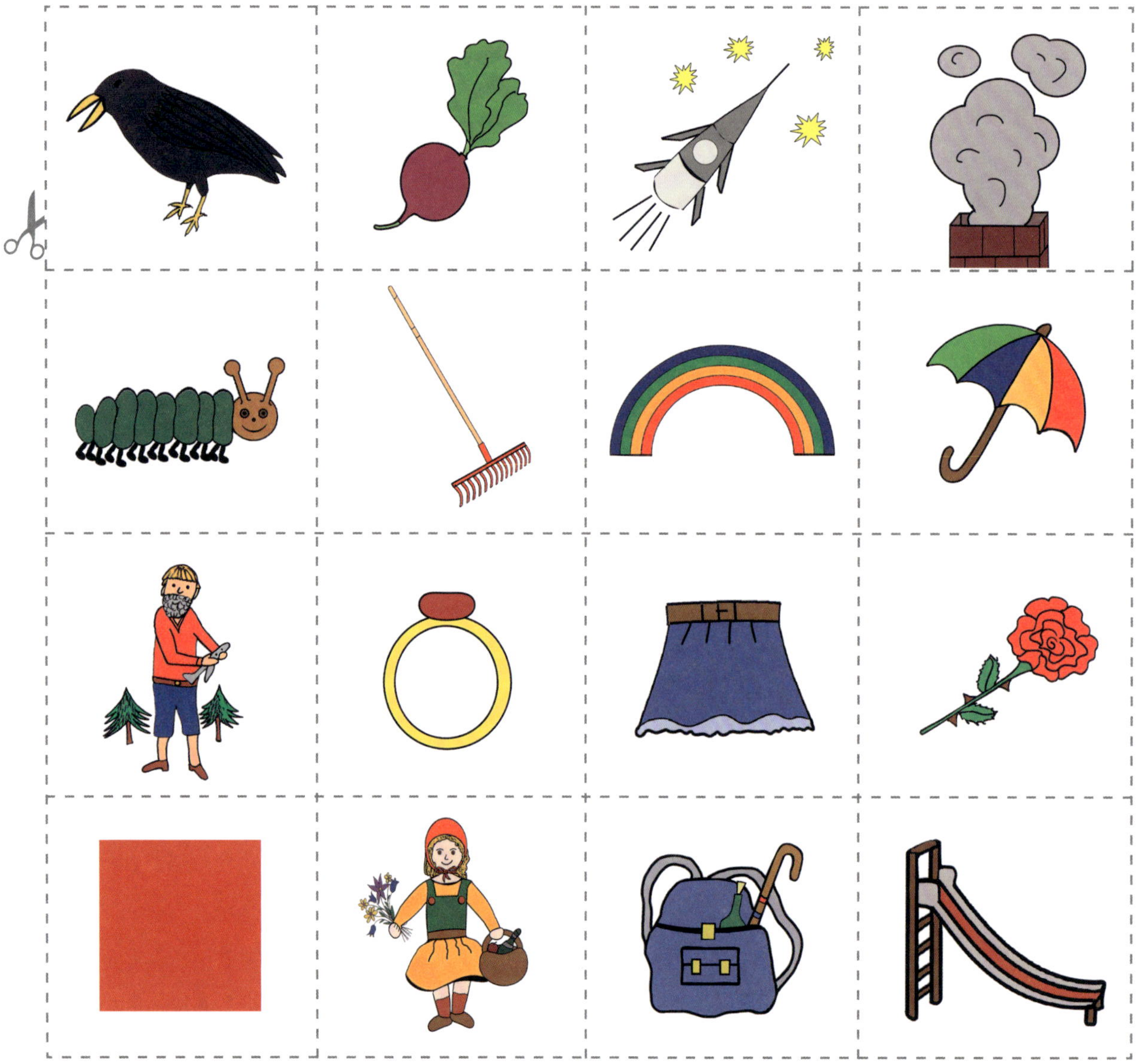

Übungsziel

Stabilisierung des Lautes **R** auf Wortebene im Anlaut.
Übungsworte: Rabe, Radieschen, Rakete, Rauch, Raupe, Rechen, Regenbogen, Regenschirm, Riese, Ring, Rock, Rose, Rot, Rotkäppchen, Rucksack, Rutsche

B

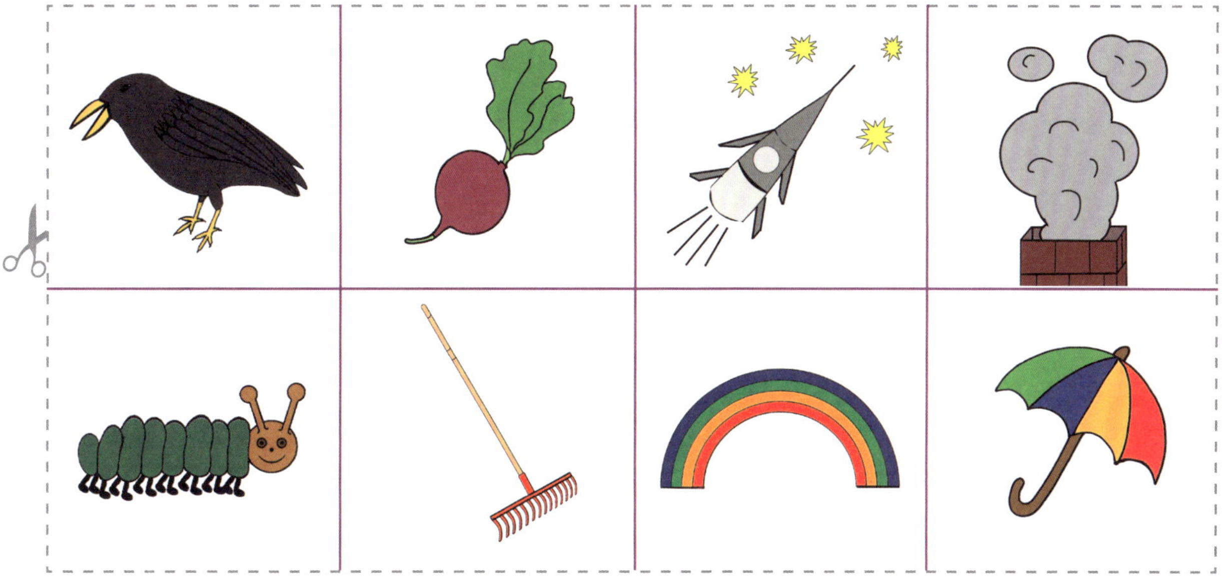

C

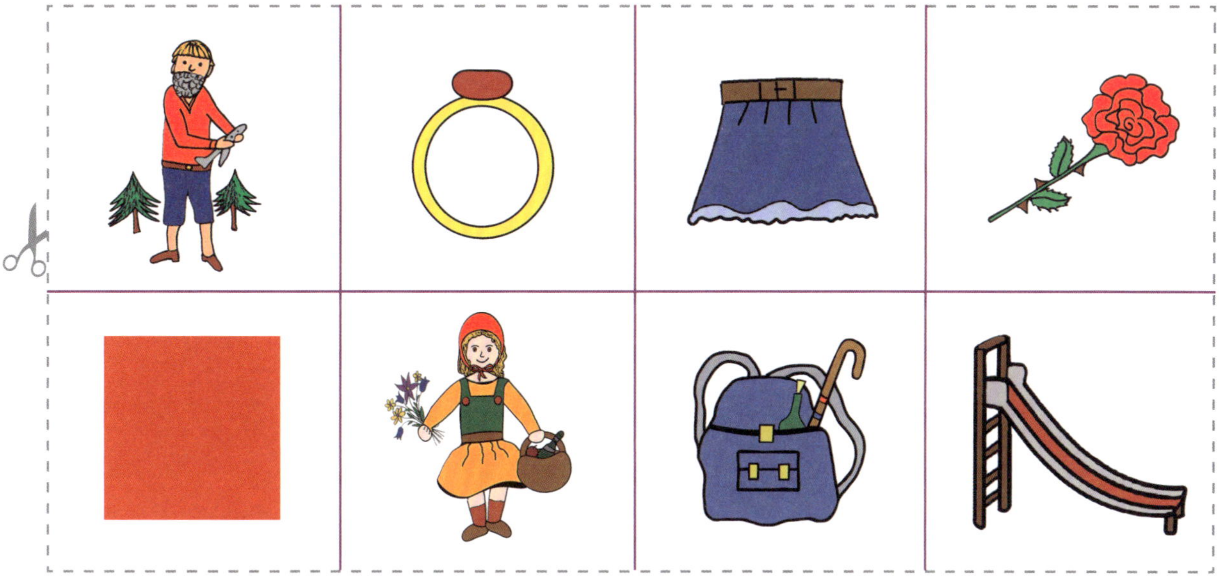

Rein oder raus?

Übungsanleitung

Sage mir bitte, welche Gegenstände ins Haus gehören (rein) und welche in den Garten (raus) müssen. Ich sage dir Worte vor und du rufst immer laut: **rein** oder **raus**.

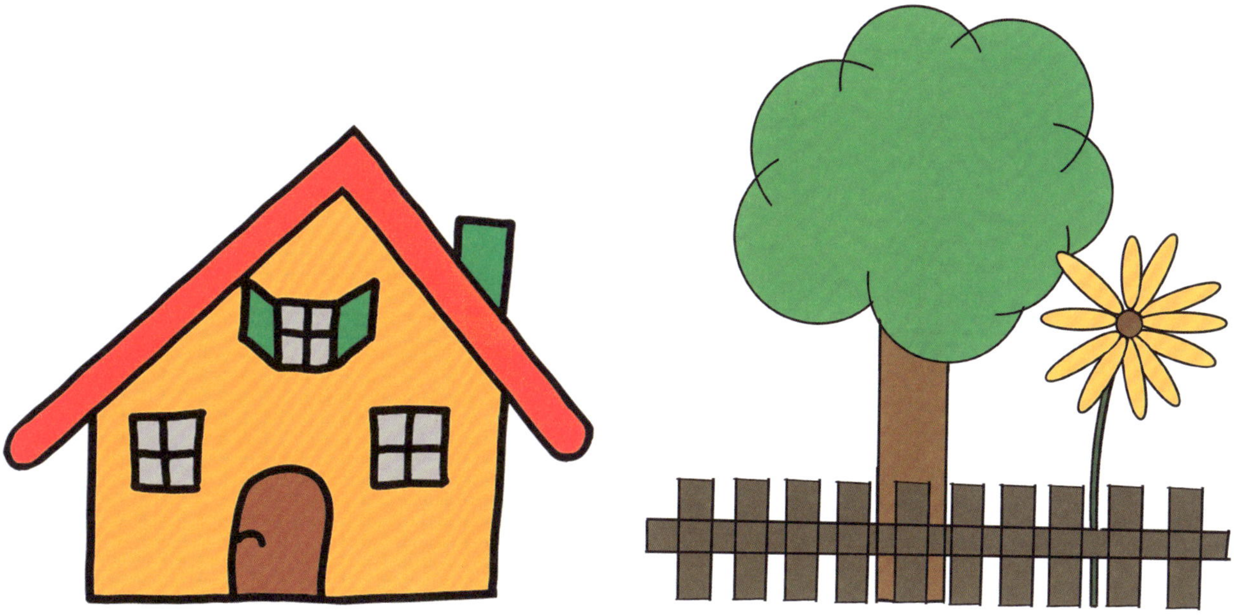

Übungsziel

Stabilisierung des Lautes **R** auf Wortebene im Anlaut.
Wortvorschläge: Gartenschlauch, Sofa, Baum, Bett, Tisch, Brunnen, Auto, Küche, Schwimmbad. Der Spielleiter kann sich viele weitere Worte ausdenken.

Rot oder grün?

Übungsanleitung

Ich frage dich, welche Dinge rot und welche grün sind.
Ich lese dir die folgenden Worte vor und du rufst immer laut: **rot** oder **grün**.
Der Spielleiter kann sich natürlich viele weiter Worte und Sätze ausdenken.

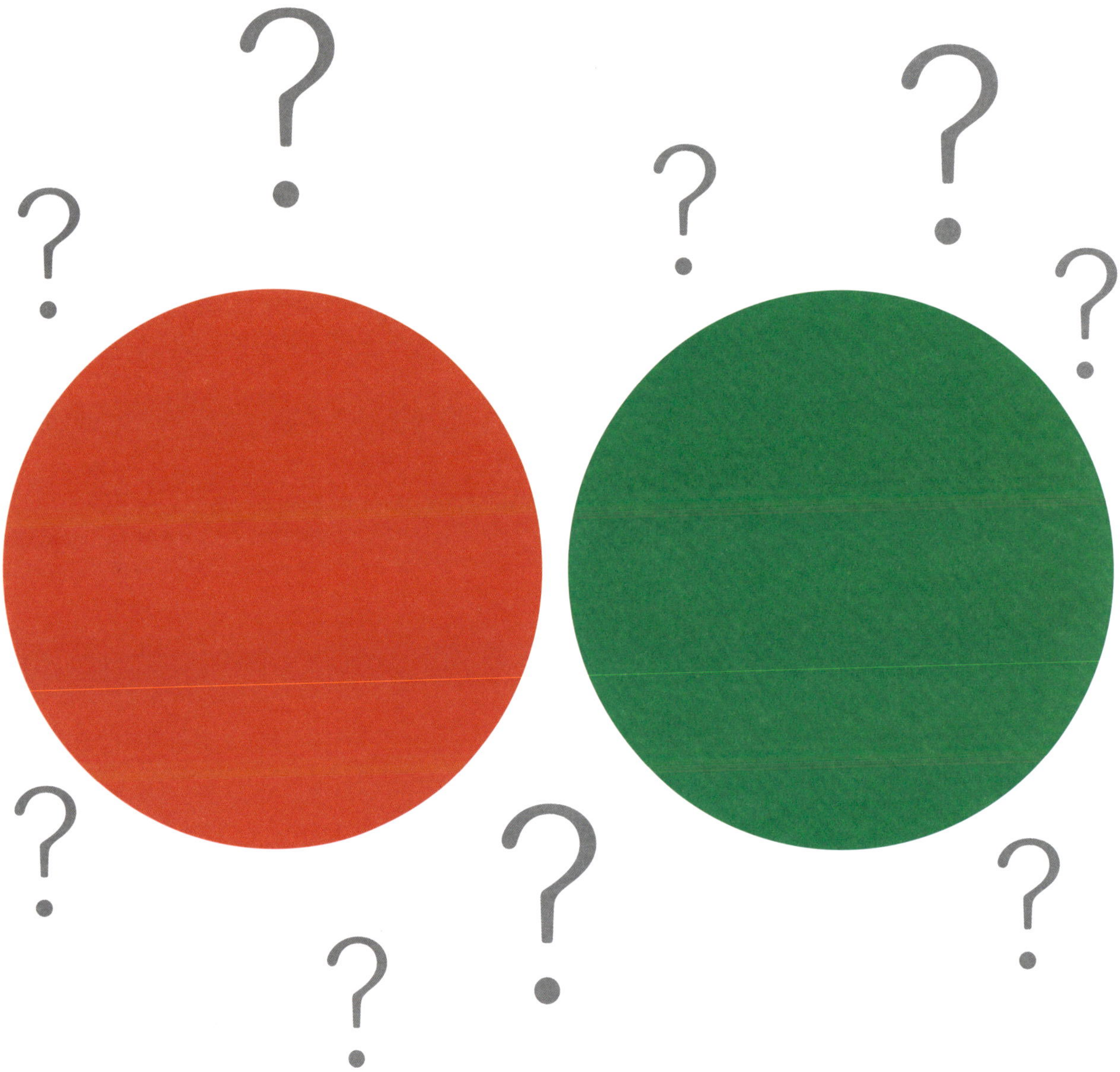

Übungsziel

Stabilisierung des Lautes **R** im Anlaut vor Vokal und vor Konsonant.
Übungsworte: Feuerwehrauto, Gurke, Busch, Wiese, Mohnblume.
Die Ampel wenn man stehen bleiben muss. Die Ampel wenn man gehen darf.

Papagei
R-Übungsworte

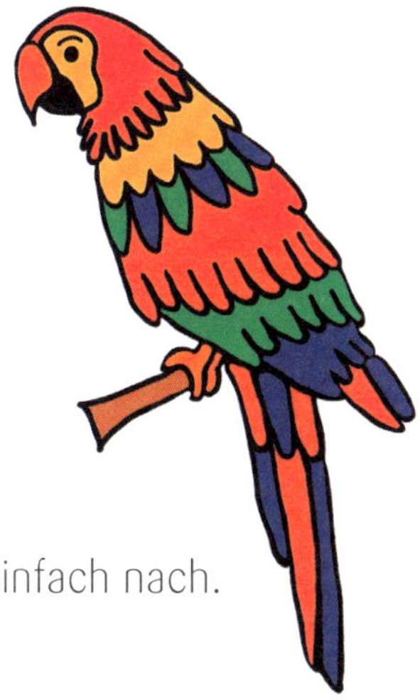

Übungsanleitung

Ich lese dir nun Worte vor und du bist der Papagei und sprichst sie mir einfach nach.

A

Rabe, Rad, Radio, Rahmen, Rasen, Radieschen, Rakete, Rand, Rast, Ratte, Ranzen

E

Rede, Regen, Reh, Rechen, Rechnung, Rest, Rettich, Regal, Rezept

I

Riegel, Riemen, Riese, Riesenrad, Riff, Rind, Ring, Ringelnatter, Ritter

O

Rodel, Rose, Rosine, Rotkäppchen, Robbe, Rock, Rolle, Ross, Rost

U

Rudel, Ruder, Ruf, Ruhe, Rute, Rucksack, Ruine, Rumpelstilzchen, Rutsche

Ä

Rätsel, Räder

Ö

Röteln

Ü

Rübe, Rücken, Rüssel, Rüstung

Ai/Ei

Reifen, Reihe, Reise, Reiter

EU/ÄU

Räuber, Reue

AU

Rauch, Raum, Raupe

Übungsziel

Stabilisierung des Lautes **R** auf Wortebene vor Vokal. Die Kinder sollen die Worte korrekt wiederholen. Schulkinder können die Worte natürlich selbst lesen.

Die Vogelscheuche

Die Raben rufen:

„Krah, krah, krah!
Wer steht denn da,
wer steht denn da?“

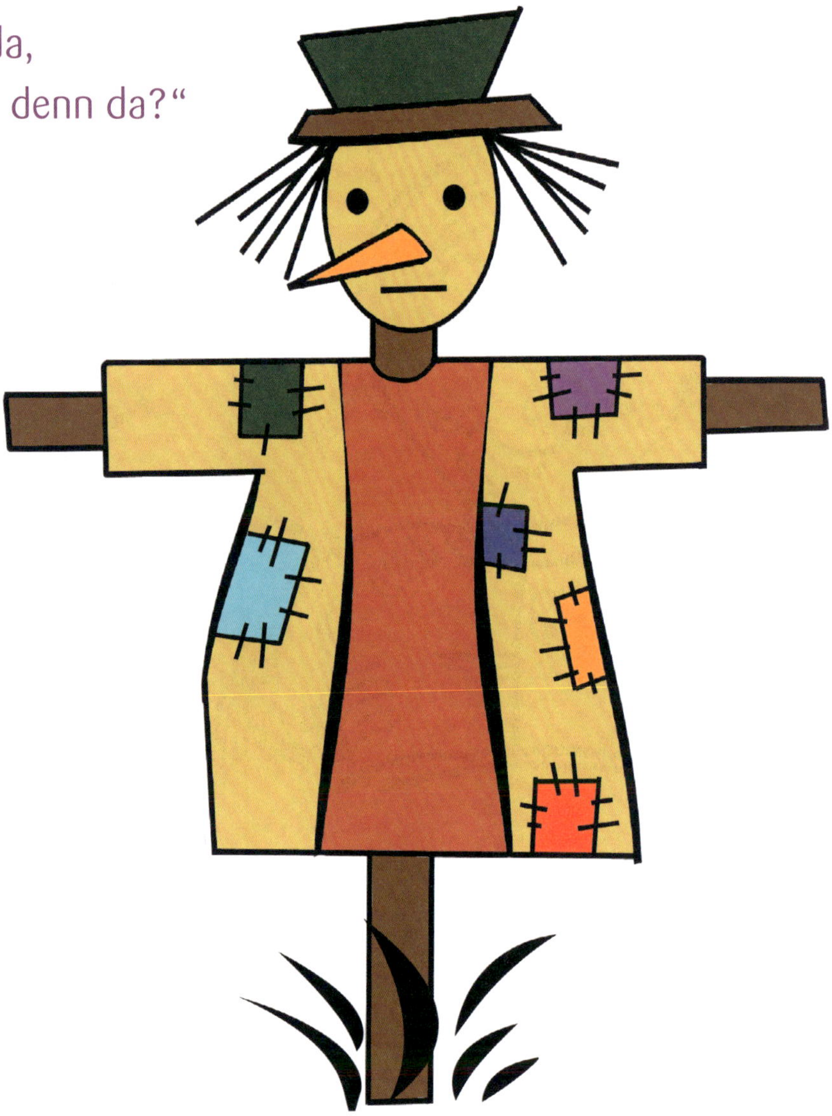

Übungsziel

Lautstabilisierung des Lautes **R** auf Silbenebene in der Lautverbindung /kr/.
Lernen Sie mit dem Kind das oben stehende Verschen.

Geraubt!

Übungsanleitung

Die Kärtchen werden ausgeschnitten und offen auf den Tisch ausgelegt. Ein Mitspieler ist der Dieb, die anderen machen die Augen zu. Der Spieler der an der Reihe ist nimmt nun ein Kärtchen, versteckt es hinter seinem Rücken und ruft „geraubt". Nun dürfen die anderen die Augen wieder öffnen. Wer als erster errät, welches Kärtchen geraubt wurde, darf es benennen und an sich nehmen. Sieger ist, wer die meisten Kärtchen hat.

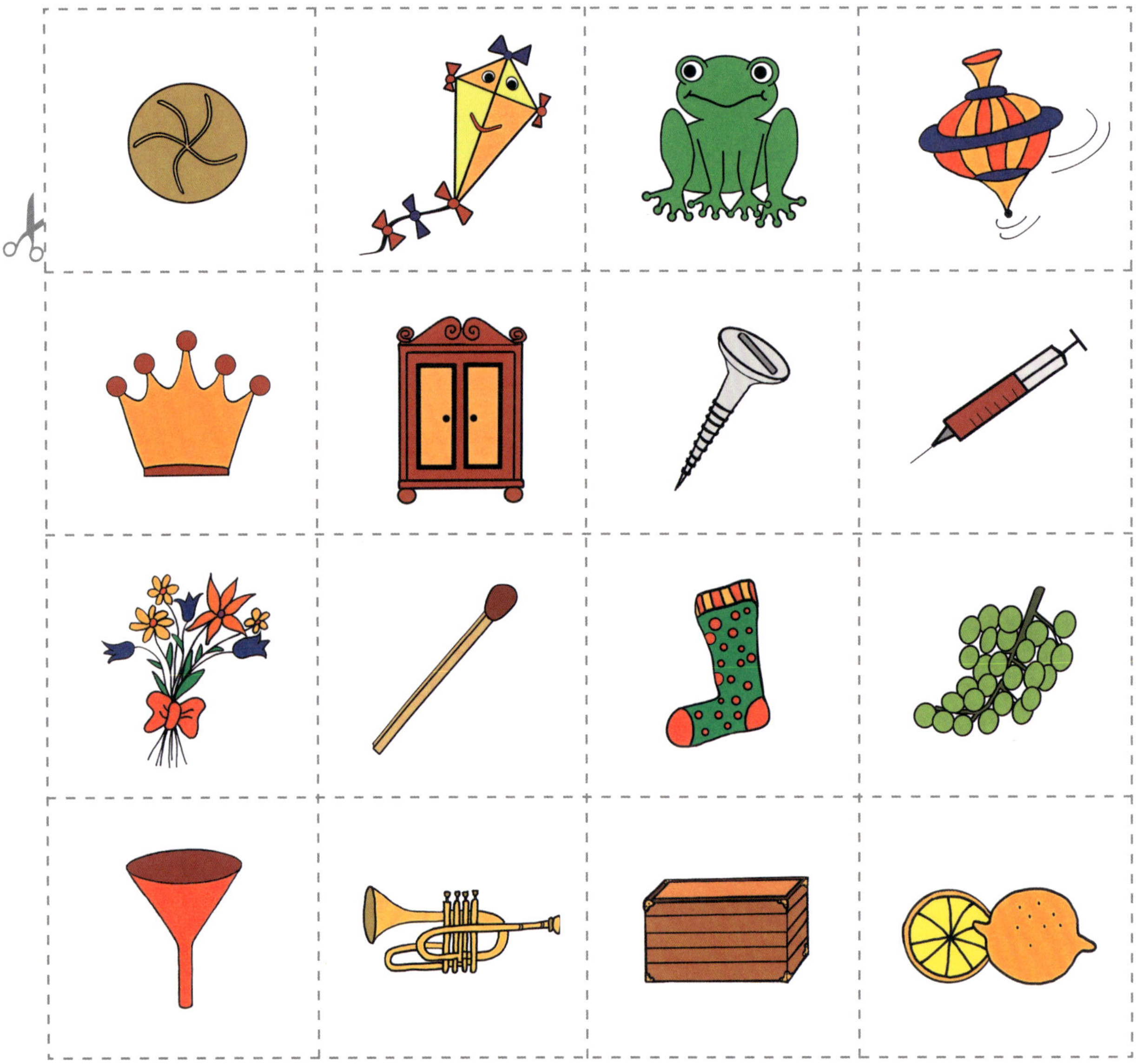

Übungsziel

Stabilisierung des Lautes **R** in Konsonantenverbindungen gemischt.
Übungsworte: Brötchen, Drachen, Frosch, Kreisel, Krone, Schrank, Schraube, Spritze, Strauß, Streichholz, Strumpf, Traube, Trichter, Trompete, Truhe, Zitrone.

Traurig oder froh?

Übungsanleitung

Ich frage dich nun, welche Dinge dich traurig und welche dich froh machen.
Ich sage dir Begebenheiten und du rufst immer laut: **traurig** oder **froh**.

Übungssätze

Wenn ich etwas geschenkt bekomme, bin ich ...
Wenn mein Hase krank ist, bin ich ...
Wenn ich etwas verloren habe, bin ich ...
Wenn ich Geburtstag habe, bin ich ...
Wenn mit mir geschimpft wird, bin ich ...
Wenn man mich lobt, bin ich ...
Der Spielleiter kann sich natürlich viele weitere Begebenheiten ausdenken.

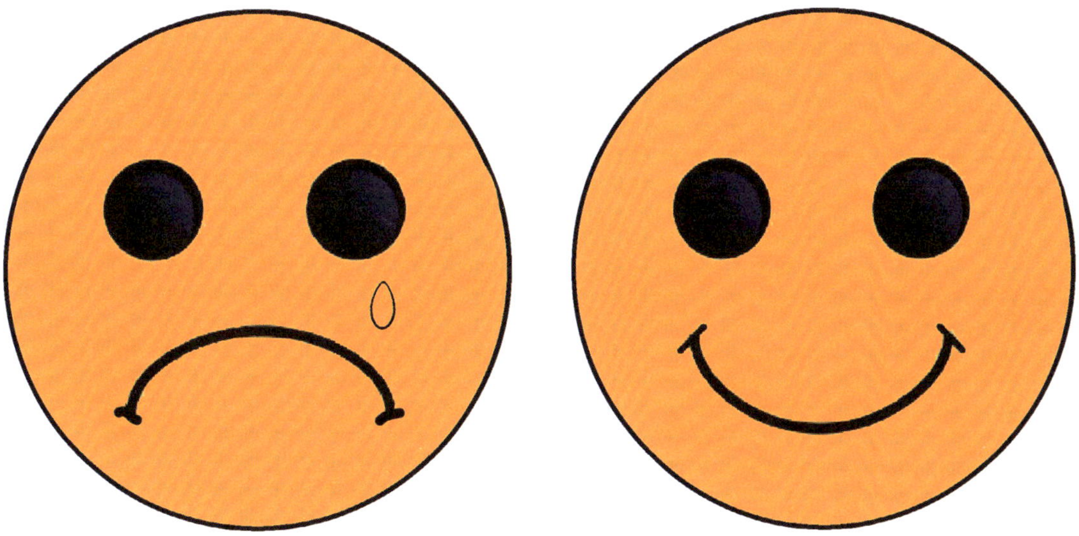

Übungsziel

Stabilisierung des Lautes R in den Konsonantenverbindungen /tr/ und /fr/.

Ringo auf dem Markt

Übungsanleitung

Nenne mir alle Dinge, die unten auf dem Bild fehlen.

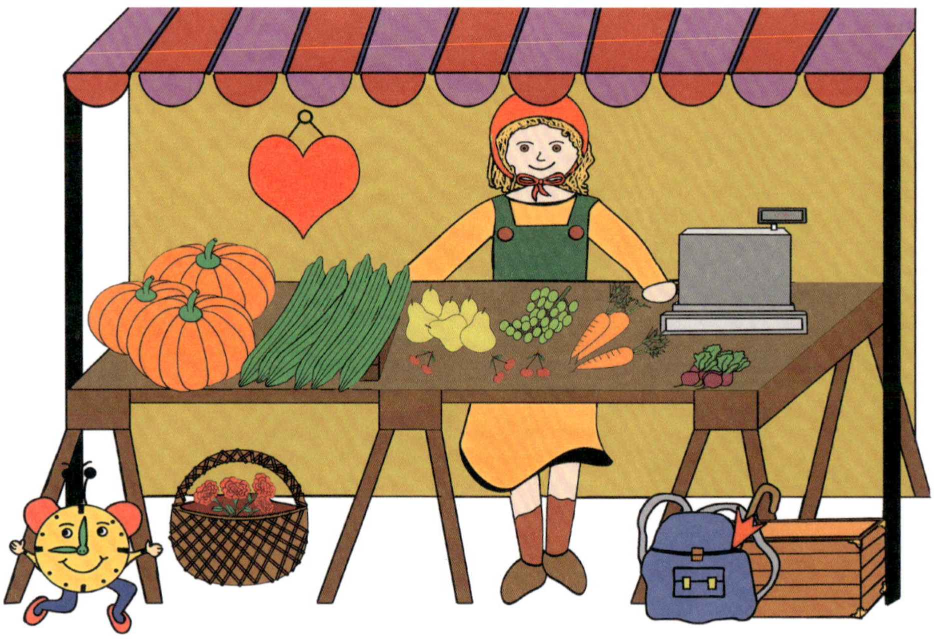

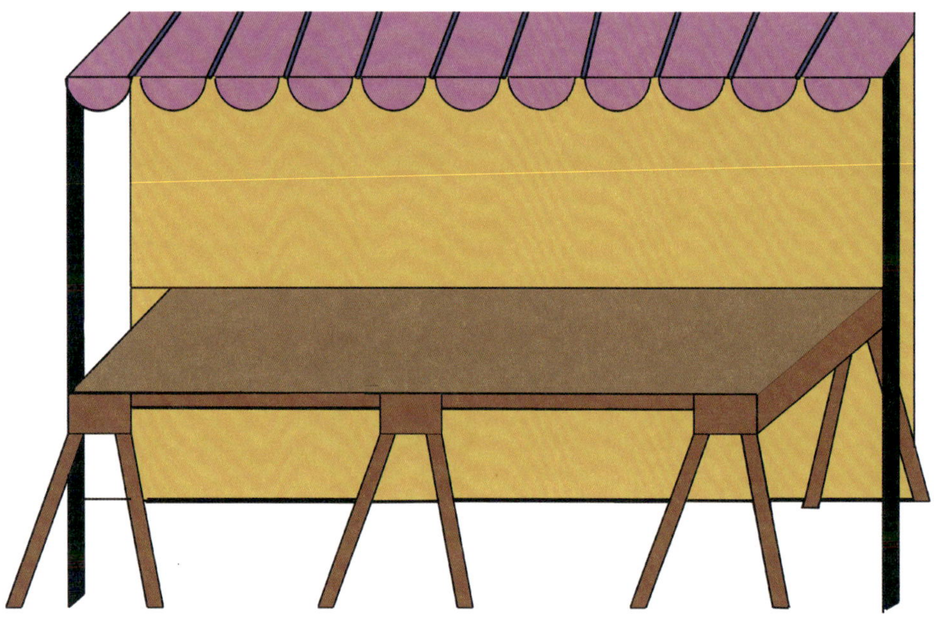

Übungsziel

Übungsworte: Birne, Gurke, Herz, Karotte, Kirsche, Kürbis, Markstand, Radieschen, Regenschirm, Ringo, Rose, Rot, Rucksack, Traube, Truhe

Was ist es?

Übungsanleitung

Schneide die Kärtchen aus und lege sie verdeckt auf einen Stapel. Der Spieler, der an der Reihe ist dreht ein Kärtchen um, ohne, dass die anderen Mitspieler es sehen können. Nun dürfen die anderen Mitspieler Fragen stellen. Z.B.: Ist es ein Tier? Es dürfen nur Fragen gestellt werden, die mit ja oder nein beantwortet werden. Wer als Erster erraten konnte, was auf dem Kärtchen zu sehen ist, darf das Kärtchen an sich nehmen und ist nun an der Reihe. Sieger ist, wer zum Schluss die meisten Kärtchen besitzt.

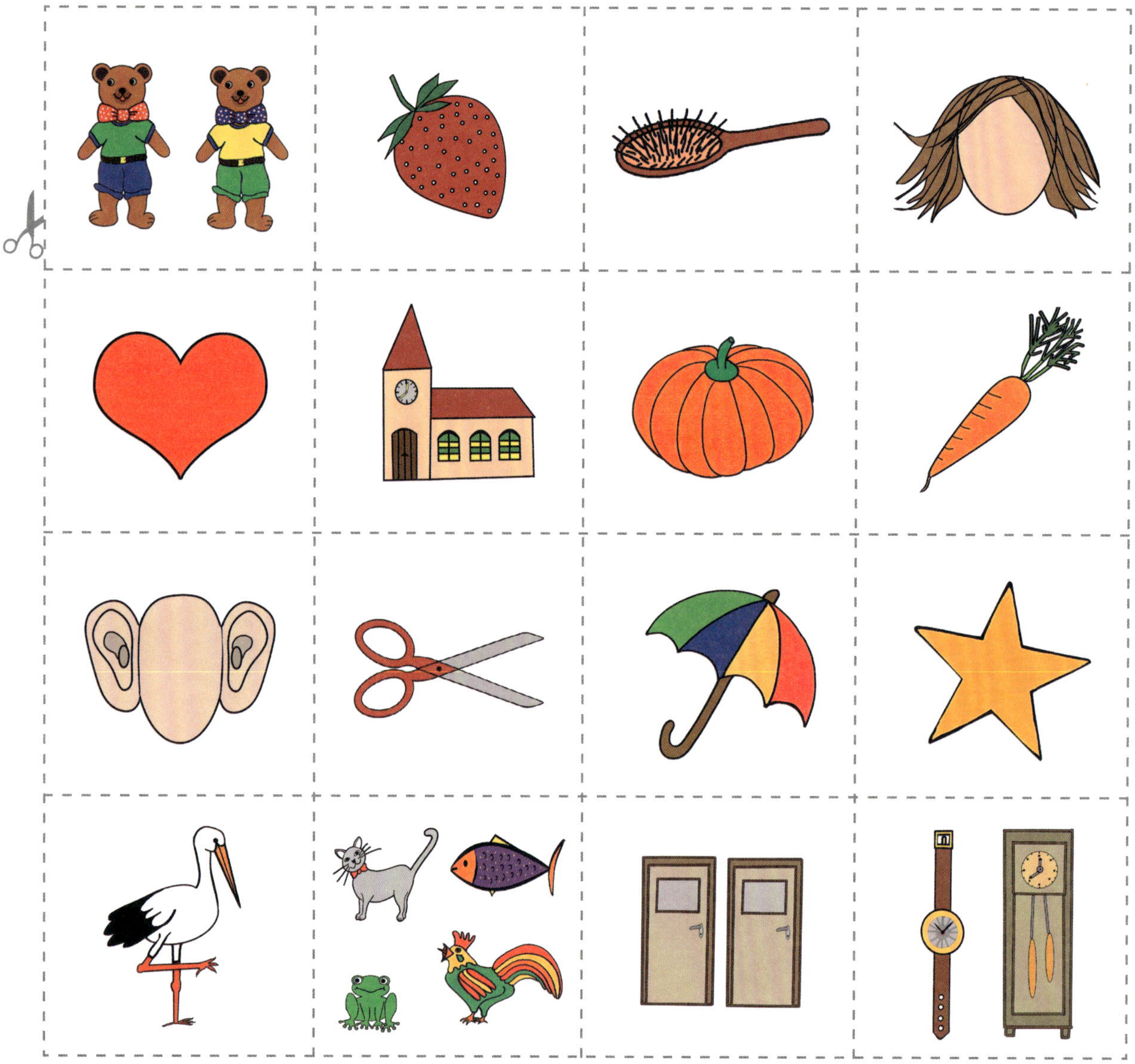

Übungsziel

Stabilisierung des Lautes **R** auf Wortebene im Inlaut.
Übungsworte: Bären, Beere, Bürste, Haare, Herz, Kirche, Kürbis, Möhre, Ohren, Schere, Schirm, Stern, Storch, Tiere, Türen, Uhren

Papagei
R-Zungenbrecher

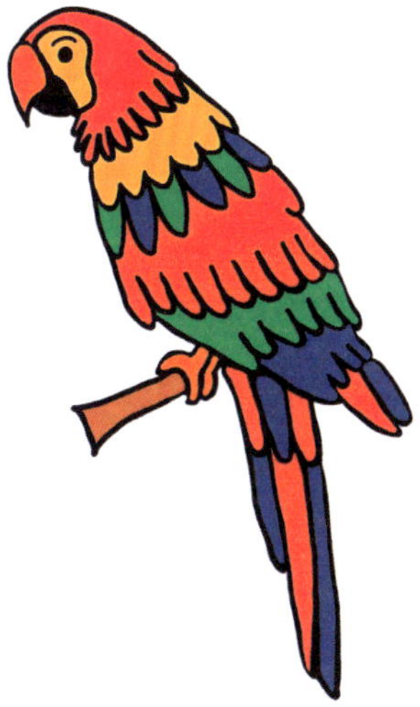

Übungsanleitung

Ich lese dir nun Sätze vor und du bist der Papagei und sprichst sie mir einfach nach.

Dracula trinkt drei Tropfen Drachenblut – drei Tropfen Drachenblut trinkt Dracula.

Wenn Robben hinter Robben robben, robben Robben Robben nach.

Wenn Griechen hinter Griechen kriechen, kriechen Griechen Griechen nach.

Trolli trocknet der traurigen Trude die Tränen.

Rudi Rattlos rettet rastlos den Regenwald.

Auf dem Rasen grasen Hasen, atmen rasselnd durch die Nasen.

Früh fressen freche Frösche Früchte – Freche Frösche fressen früh Früchte.

Raben graben rote Rüben aus, rote Rüben graben Raben aus.

Dort am Ort, steht ein Ford.
Warum steht der dort.
Der muss fort.

Übungsziel

Stabilisierung des Lautes **R** auf Satzebene

Regenlied

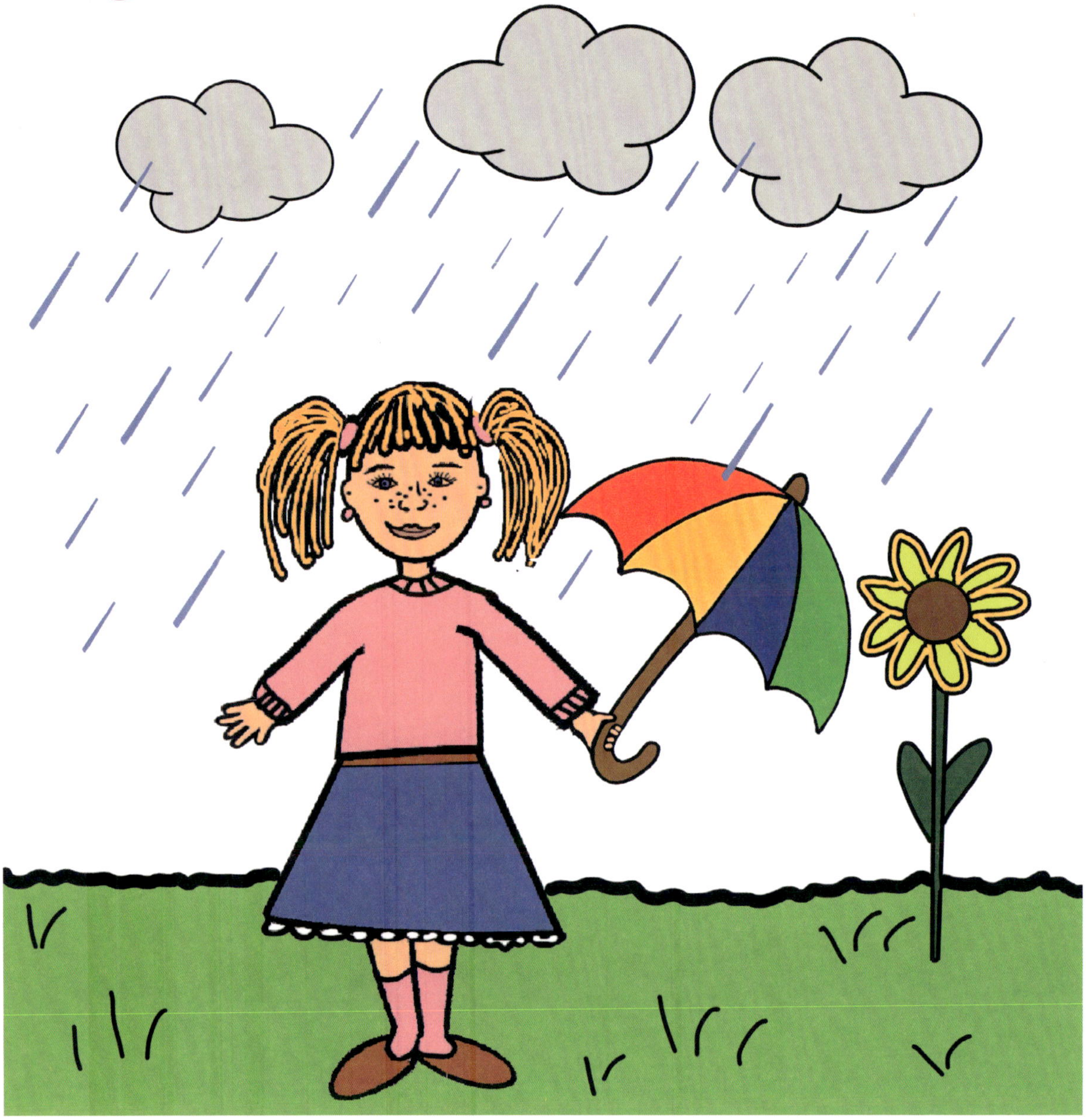

Regen, Regen, Tröpfchen,
regnet auf mein Köpfchen,
regnet aus dem Wolkenfass,
alle Blümchen werden nass,
alle Gräslein sagen Dank
für den lieben Himmelstrank.
Regen, Regen, Tröpfchen.

Übungsziel

Stabilisierung des Lautes **R** auf Textebene.

Regengedicht

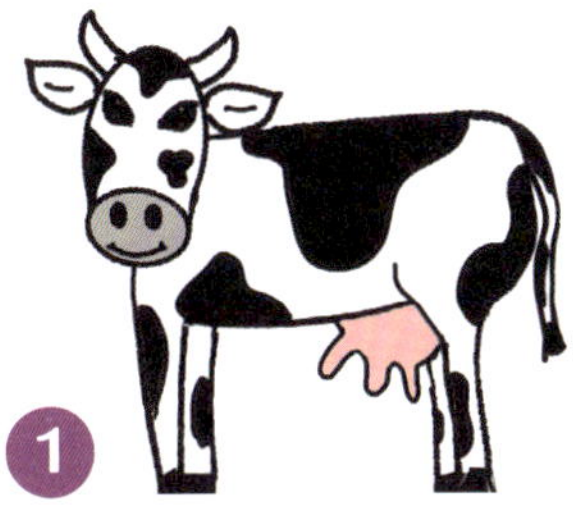

1

Es regnet es regnet der Kuh
auf den Schwanz.

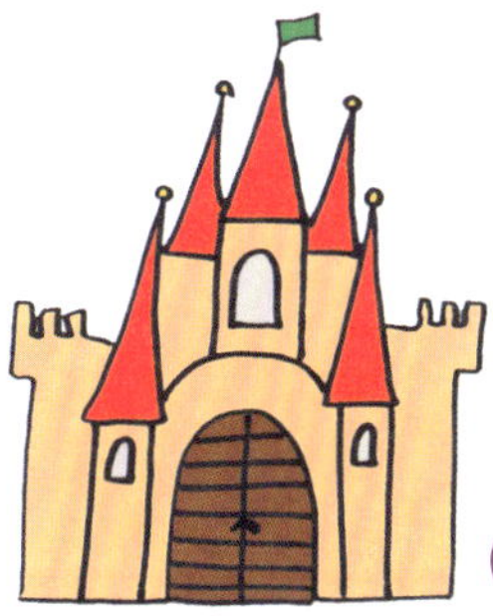

2

Es regnet es regnet aufs
Schloss von Graf Hans.

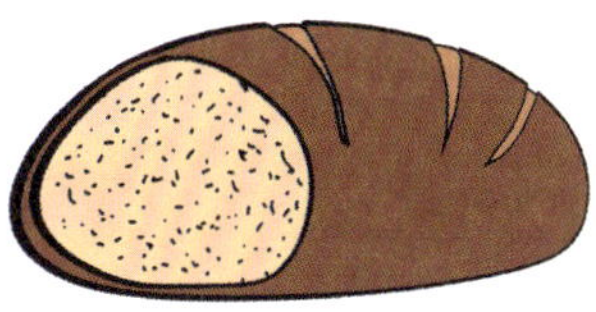

3

Es regnet es regnet
dem Bäcker aufs Brot.

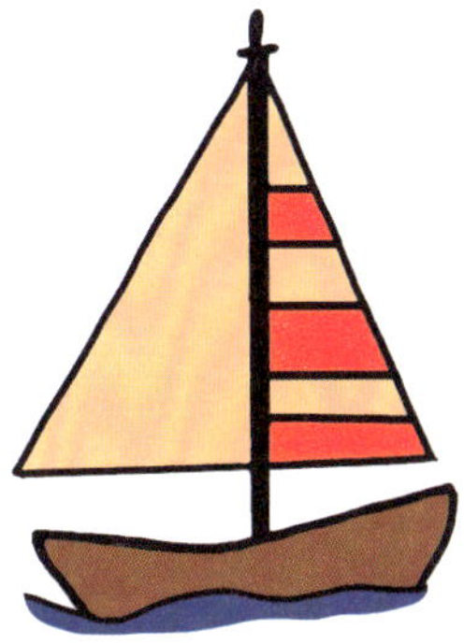

4

Es regnet, es regnet
dem Fischer aufs Boot.

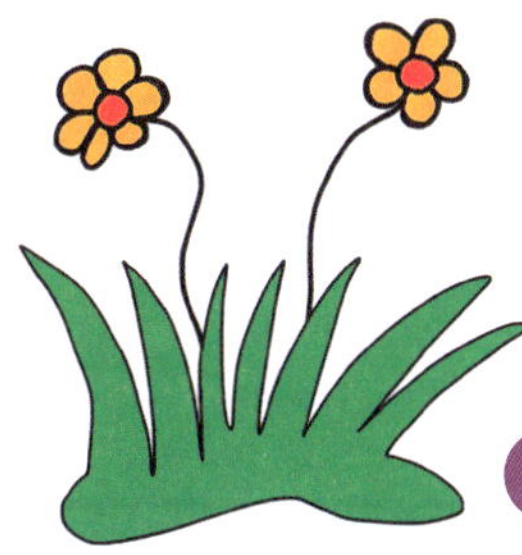

5

Es regnet, es regnet
auf Sträucher und Gras.

6

Die
Erde
braucht
Wasser,
was
schadet
uns
das?

Übungsziel

Stabilisierung des Lautes **R** auf Textebene.

R-Verschen

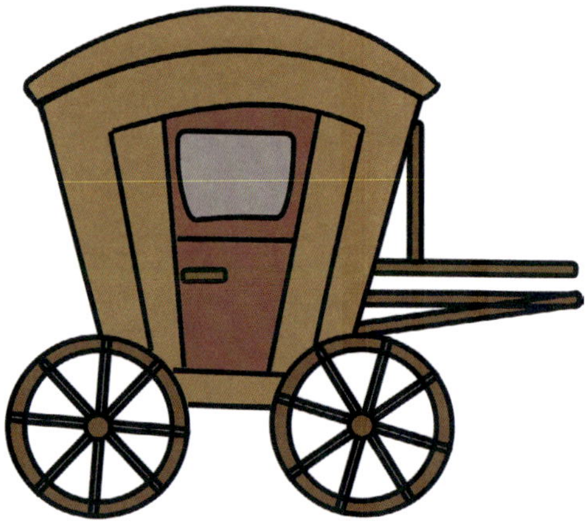

Ri-Ra-Rustch – Wir fahren mit der Kutsch.
Wir fahren mit der Schneckenpost
Wo es uns keinen Pfennig kost
Ri-Ra-Rutsch – wir fahren mit der Kutsch

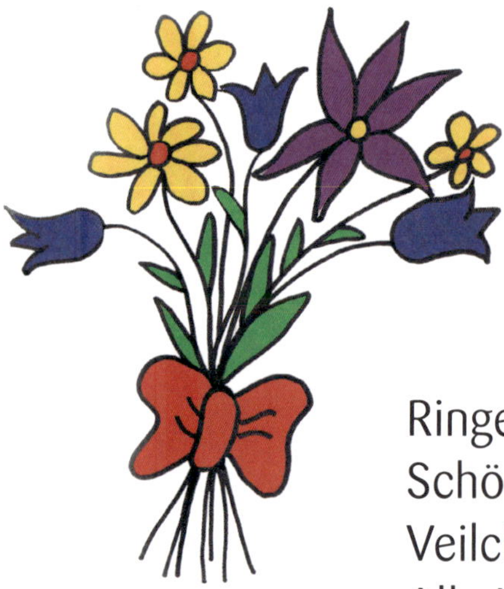

Ringel-Ringel Reihe
Sind der Kinder drei
Sitzen unterm Holderbusch
Machen alle husch, husch, husch

Ringel-Ringel-Rosen
Schöne Aprikosen
Veilchen und Vergissmeinnicht
Alle Kinder setzen sich

Übungsziel

Stabilisierung des Lautes **R** auf Textebene.

R-Geschichte
Rudi Ringel

Übungsanleitung

Diese Übung eignet sich nur für Schulkinder. Die Kinder lesen den Text und der Spielleiter achtet auf die korrekte Lautbildung jedes einzelnen **R**-Lautes.

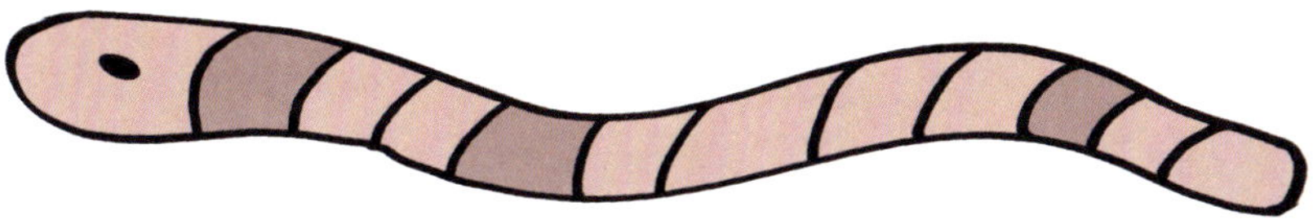

Rudi Ringel ist ein rosafarbener Regenwurm. Rudis bester Freund ist Rollo, ein roter Regenwurm. Rudi und Rollo fressen gerne Rüben und lieben rote Rosen. Jeden Morgen, auch Sturm oder Regen, kriechen Rudi und Rollo daher zum Rübenfeld um reichlich Rüben zu fressen und dann robben sie weiter zum großen Rosenbusch. Der Rosenbusch ist vom Rübenfeld nicht weit entfernt. Rudi und Rollo müssen sich nur durch das grüne Gras ringeln, um die Ranken herum robben, rasant unter der roten, rostigen Rutsche hindurch kriechen und schon können sie den Rosenstamm herauf an den Dornen vorbei zu den roten Blättern krabbeln. Auf den Rosenblättern treffen sie oft die große, grüne Raupe Ramona. Rudi, Rollo und Ramona kriechen dann gemeinsam über die Rosenblätter und reden über ihre Freunde, die Größe der Rüben, das Rot der Rosen und all die anderen Probleme, die Regenwürmern und Raupen beschäftigen. Auf einem roten Rosenblatt mit den Freunden zu reden, finden Rudi, Rollo und Ramona einfach herrlich.

Übungsziel

Stabilisierung des Lautes **R** auf Textebene.

Rucksack packen

Übungsanleitung

Reihum darf jeder Spieler einen Gegenstand mit in den Rucksack packen. Bedingung ist, dass dieser Gegenstand ein **R** im Namen enthält. Alle Mitspieler sitzen im Kreis. Einer beginnt zum Beispiel mit dem Satz: **„Ich packe in meinen Rucksack ein Radio."** Der nächste Spieler wiederholt den Satz und fügt etwas hinzu: **„Ich packe in meinen Rucksack ein Radio und einen Ring"**. So geht es weiter. Sagt ein Spieler etwas Falsches oder kommt nicht weiter, scheidet er aus. Sieger ist der Spieler, der als Letzter im Rennen geblieben ist.

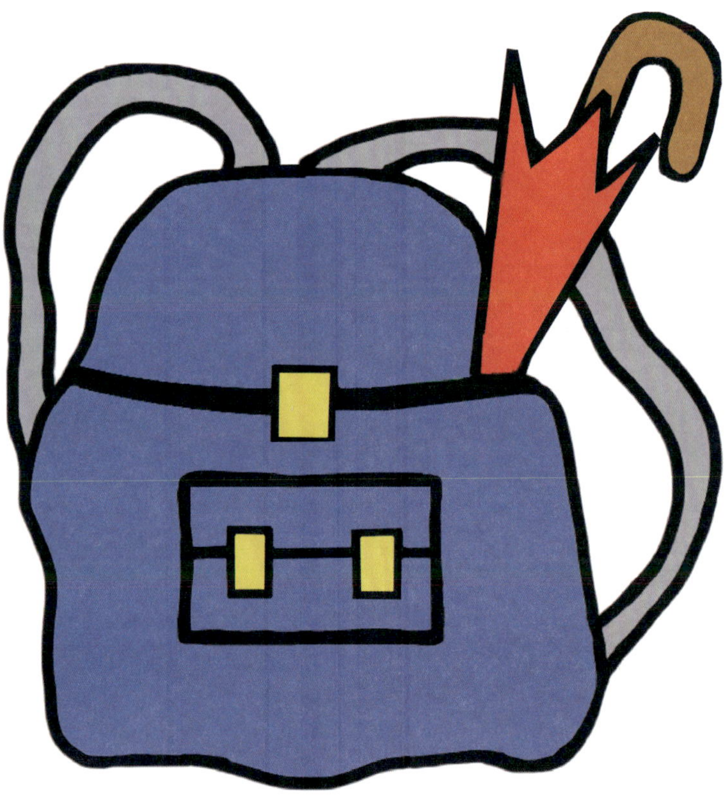

Übungsziel

Stabilisierung des Lautes **R** in der gelenkten Rede.

Ringo erzählt eine Geschichte

Übungsanleitung

Es wird eine Geschichte erzählt oder vorgelesen. Nun soll das Kind in die Rolle von Ringo schlüpfen, der den seinen Freunden die Geschichte weiter erzählt. Das Kind wiederholt den Inhalt und achtet dabei auch auf die **R**-Bildung. Möglich ist hier z.B. ein Zeichen zu vereinbaren, wenn der **R**-Laut in dieser Übung falsch ausgesprochen wurde oder zu klingeln / zu buzzern.

Hinweis: Die Spontansprache sollte niemals korrigiert werden, da dies einen Verlust der Sprechfreude zur Folge haben kann. Wenn aber bei einem bestimmten Spiel oder einer Übung die Korrektur mit dem Kind vereinbart wurde, ist dies kein Problem.

Übungsvarianten:

1. Das Kind denkt sich eine Geschichte aus und achtet dabei auf die **R**-Bildung.
2. Es wird ein bestimmter Zeitrahmen bestimmt, z.B. beim Frühstück, oder auf dem Weg in den Kindergarten/ die Schule, in dem das Kind auf die **R**-Bildung achtet.

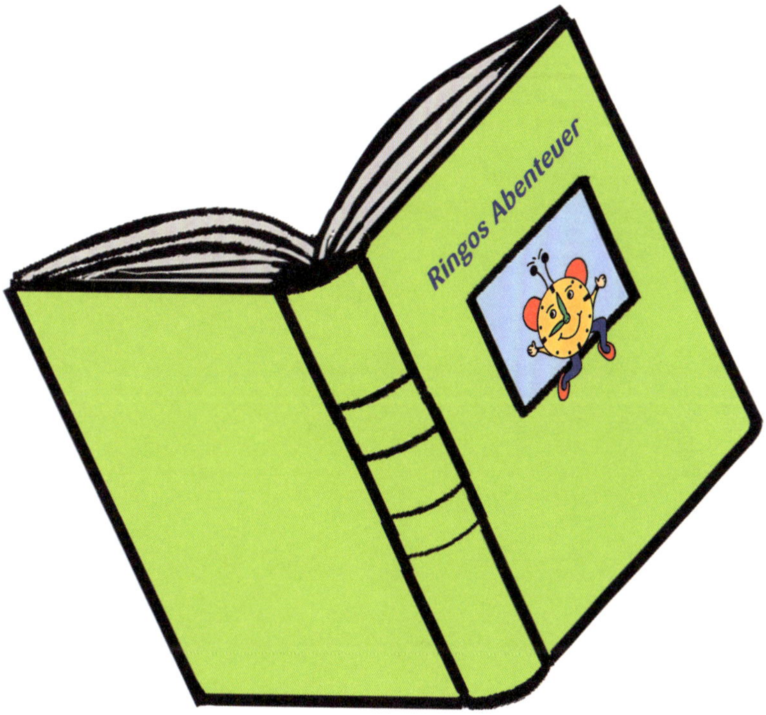

Übungsziel

Stabilisierung des Lautes **R** auf Textebene.

Übungsaufgabe für Zuhause
Das ist Ringo, der rasselnde Wecker

Übungsanleitung

Ringo, der rasselnde Wecker klingelt rrrrrrr. Male Ringo bunt an.

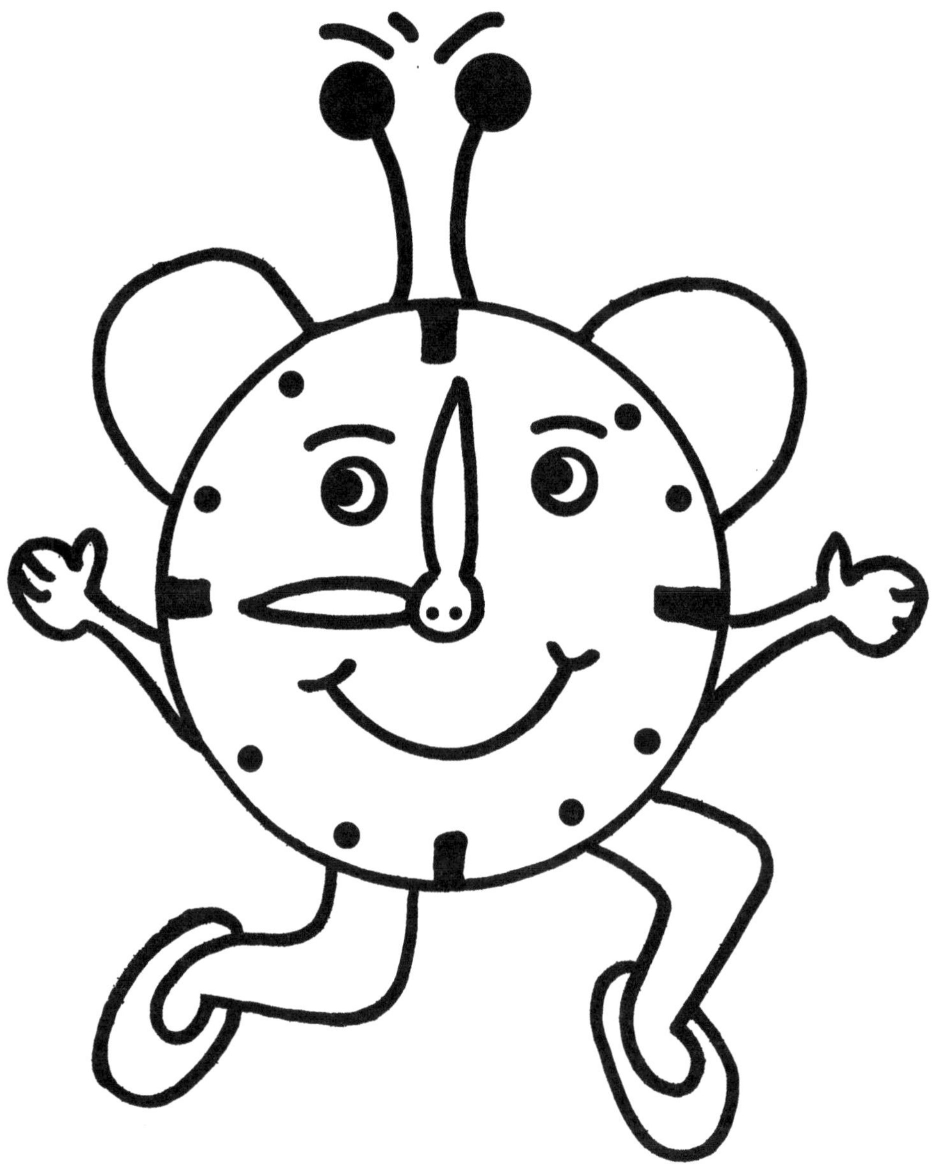

Übungsziel

Kennenlernen des Lautes **R**.
Lautebene: **Rrrr** · Silbenebene: **Rin-go** · Wortebene: **rasseln**
Satzebene: **Ringo, der rasselnde Wecker klingelt rrrrrr.**

Übungsaufgabe für Zuhause
Ringo der rasende Rennfahrer

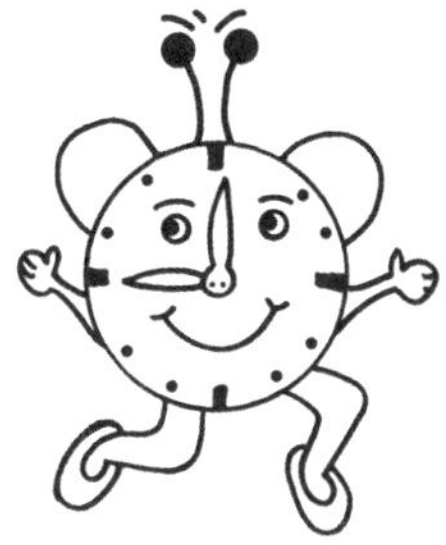

Übungsanleitung

Ringo darf heute verschiedene Rennwagen ausprobieren.
Fahre mit einem Stift zügig die Rennbahn jedes Autos ab, ohne die Straße zu verlassen.
Sage dabei jeweils die Silbe: ra, re, ri, ro oder ru.

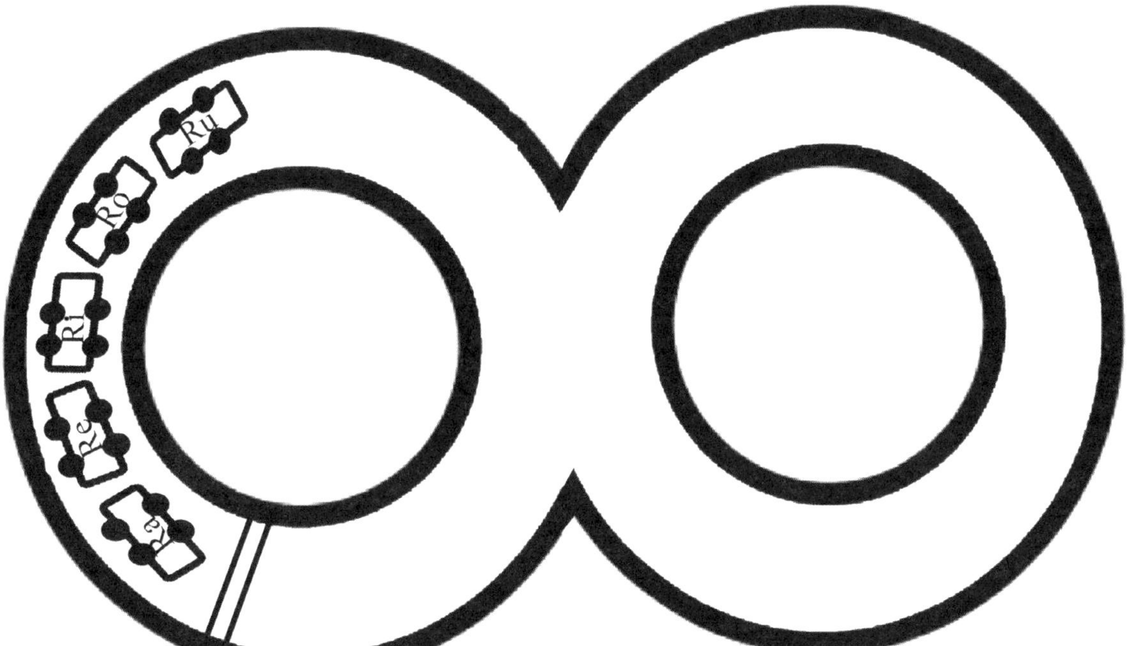

Übungsziel

Stabilisierung des Lautes **R** auf Silbenebene.

Übungsaufgabe für Zuhause
R-Übungsworte

Übungsanleitung

Bitte benenne die folgenden Bilder.

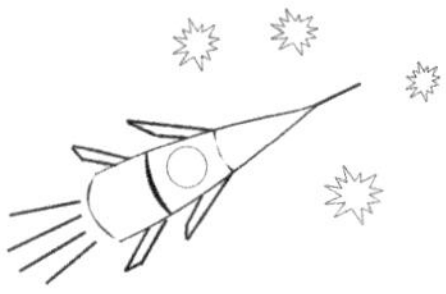
Rakete

Regenschirm

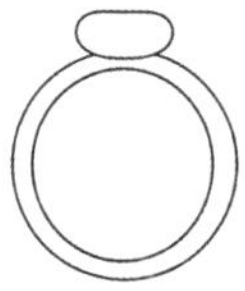
Ring

Rose

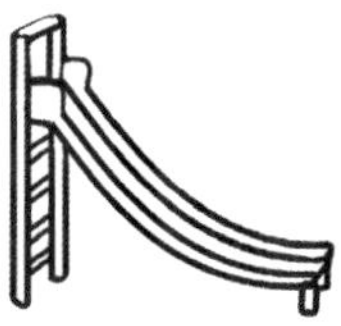
Rutsche

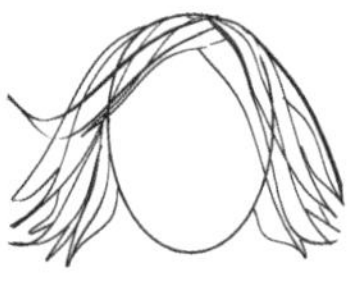
Haare

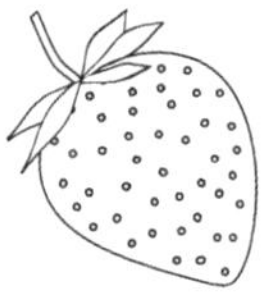
Beere

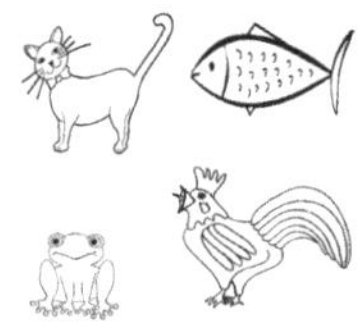
Tiere

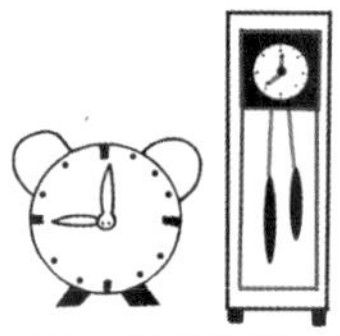
Uhren

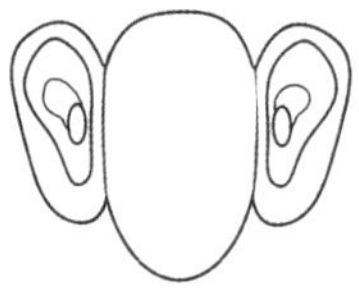
Ohren

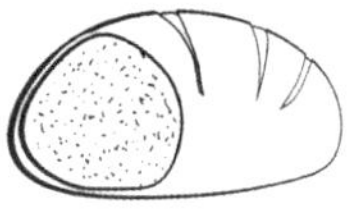
Brot

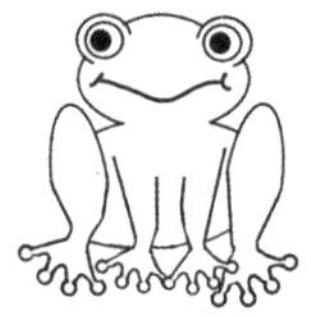
Frosch

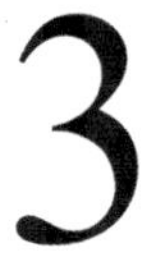

Drei

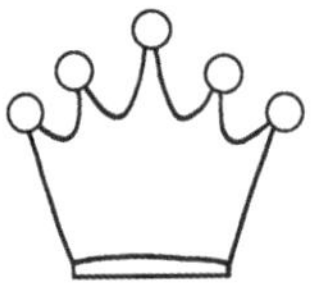
Krone

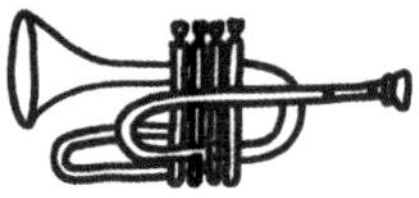
Trompete

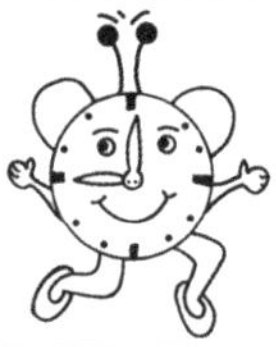
Ringo

Übungsziel

Stabilisierung des Lautes **R** auf Wortebene.

Übungsaufgabe für Zuhause

Ringo auf dem Markt · Erzählbild

Übungsanleitung

Ringo geht heute auf den Markt.
Erzähle mir doch was Ringo auf dem Markt besorgen kann.

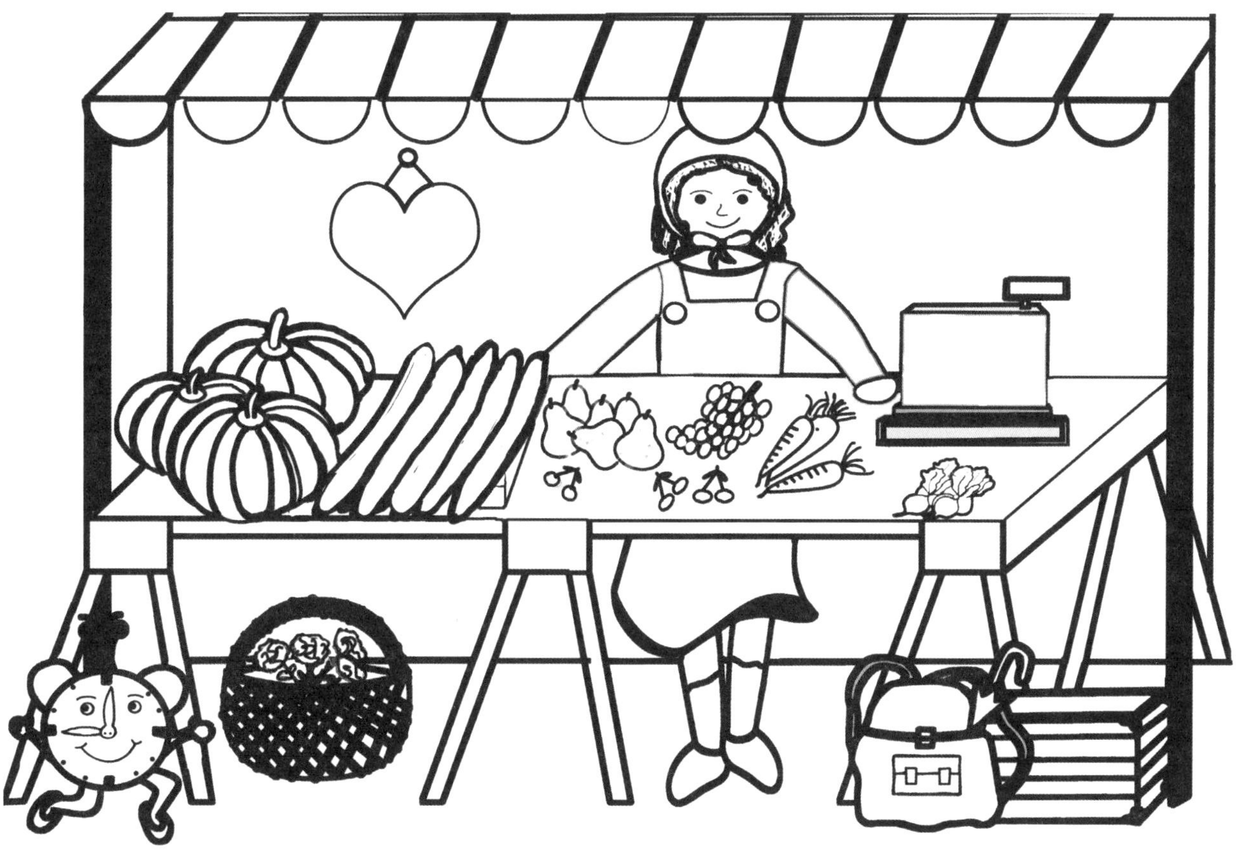

Übungsziel

Ziel dieser Übung ist die Lautstabilisierung **R** auf Satzebene.

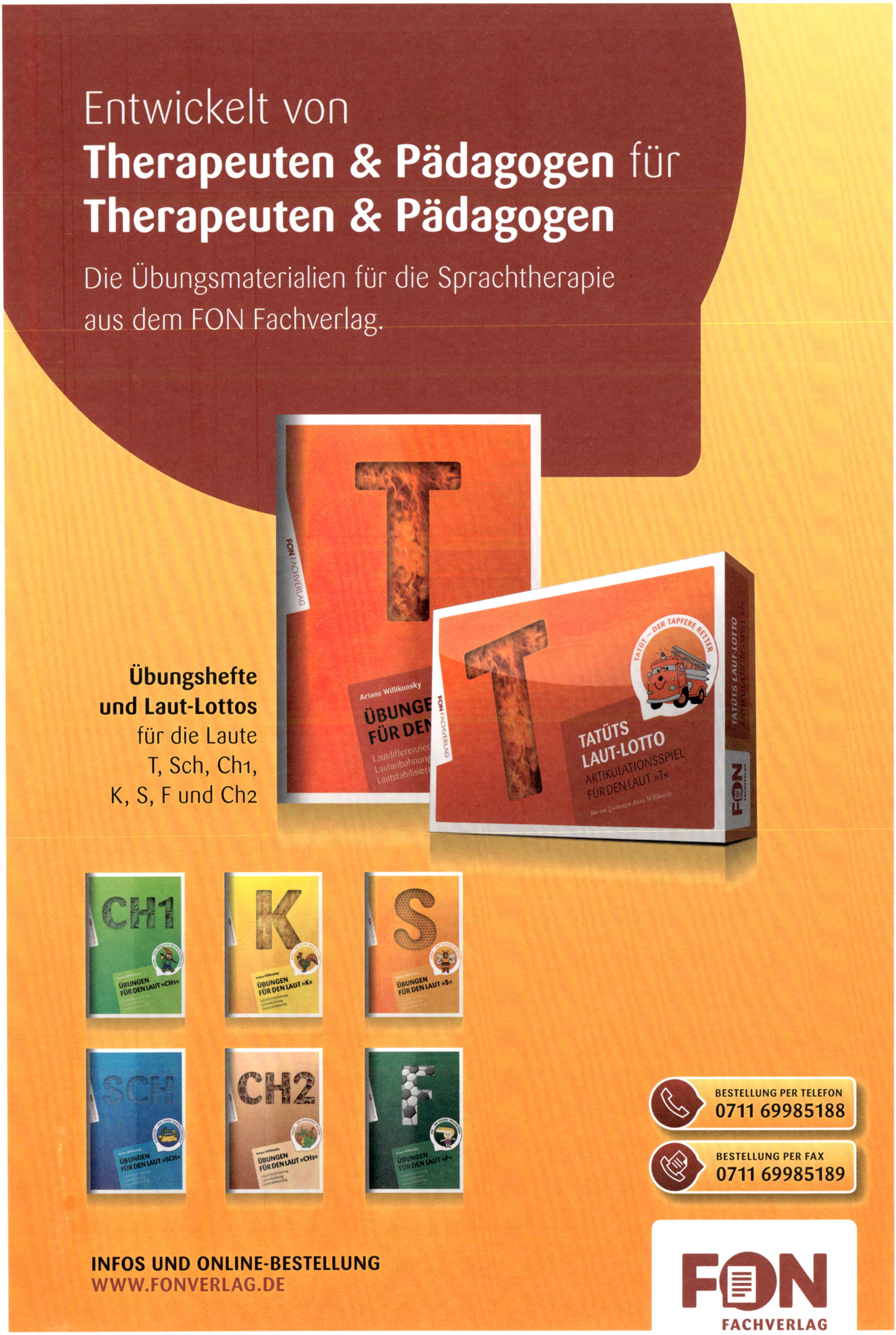
Entwickelt von
Therapeuten & Pädagogen für
Therapeuten & Pädagogen
Die Übungsmaterialien für die Sprachtherapie aus dem FON Fachverlag.
Übungshefte und Laut-Lottos für die Laute T, Sch, Ch1, K, S, F und Ch2
FON FACHVERLAG
Ariane Willikonsky
TATÜT – DER TAPFERE RETTER
TATÜTS LAUT-LOTTO
ARTIKULATIONSSPIEL FÜR DEN LAUT »T«
CH1
ÜBUNGEN FÜR DEN LAUT »CH1«
K
ÜBUNGEN FÜR DEN LAUT »K«
S
ÜBUNGEN FÜR DEN LAUT »S«
SCH
ÜBUNGEN FÜR DEN LAUT »SCH«
CH2
ÜBUNGEN FÜR DEN LAUT »CH2«
F
ÜBUNGEN FÜR DEN LAUT »F«
BESTELLUNG PER TELEFON
0711 69985188
BESTELLUNG PER FAX
0711 69985189
INFOS UND ONLINE-BESTELLUNG
WWW.FONVERLAG.DE
FON
FACHVERLAG